TYPGERECHT
INTERVALL
FASTEN

RALF MOLL

TYPGERECHT
INTERVALL
FASTEN

Dauerhaft entgiften
für mehr Fitness
und Gesundheit

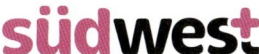

INHALT

Vorwort

FASTEN UND INTERVALLFASTEN – IMMER TYPGERECHT

In meinem Fastenwanderzentrum im Schwarzwald fasten jährlich Hunderte von Menschen nach einer vielfach erprobten und bewährten Methode. Das Besondere daran: Bei uns bedeutet Fasten keinen hundertprozentigen Nahrungsverzicht! Je nach Konstitution und Stoffwechsel fasten wir ganz individuell mit frischen Säften, sonnengereiften Früchten oder basischen Gemüsesuppen. Die Teilnehmer bezeichnen dieses Intervall oft als „Energietankstelle", die sie nutzen, um ein- oder zweimal im Jahr ihren Körper zu reinigen und gleichzeitig ihre Akkus wieder aufzufüllen. Erstmals wird nun neben der kompletten Fastenwoche auch das populäre Intervallfasten typgerecht zugeschnitten.

Nicht alle fasten gleich
Während meiner früheren Tätigkeit als Ernährungstherapeut und Fastenleiter in einer Klinik für Stoffwechselerkrankungen konnte ich beobachten, dass sich viele Menschen beim klassischen Saftfasten hervorragend fühlten. Andere hatten jedoch Fastenkrisen, wie beispielsweise Kreislaufbeschwerden, Unterzuckerung oder starke Müdigkeit. Dass sich diese Probleme vermeiden lassen, erlebe ich seit nunmehr über 20 Jahren in unserem Fastenwanderzentrum im Schwarzwald. Fasten kann und soll allen Menschen Spaß machen, man kann sich bereits während seiner Fastenzeit wohl und vital fühlen. Das Geheimnis dieses Erfolges liegt im Zuschnitt des Fastenmodells auf den individuellen Typ jedes einzelnen Teilnehmers.

In diesem Buch werden Sie daher erfahren, welche Fastenart optimal zu Ihrem Naturell passt. Füllen Sie einfach unseren vielfach erprobten Test aus. Schon kennen Sie Ihren individuellen Fastentyp. So erhält jeder seine persönliche Anleitung für die Durchführung einer Fastenwoche, und Sie wissen auch, welche Intervallfastenart für Sie die Beste ist.

Dem Hunger keine Chance!

Das Schöne beim individuellen Fasten: Sie verspüren zu keiner Zeit Hungergefühle, weil Ihr Körper sich aus seinen Depots ernährt. Das Hüftgold schwindet mit jedem Fastentag, Sie bekommen eine schöne reine Haut, eine lebendige Ausstrahlung – Vitalität und Lebensfreude kehren zurück. Und für ausreichend Energie sorgt die wohlschmeckende basische Kost in Form von Säften, Früchten und/oder Gemüsesuppen.

**Mit kurzen Intervallen
in der Spur bleiben**

Und damit Ihnen diese tollen Erfolge erhalten bleiben, bekommen Sie nach der Fastenwoche Hilfestellung: Dabei wird das wirksame Konzept des derzeit so populären Intervallfastens umgesetzt. Mit gezielten Fastenzeiten-Einschüben kann das Erreichte stabilisiert und reguliert werden. Natürlich gibt es auch hier wieder typgerechte Tipps und Vorschläge, diese reichen vom langen Nahrungsverzicht zwischen dem Abendessen und dem Frühstück am nächsten Tag (12:12 bis 16:8) bis zu eingeschobenen Saft-, Früchte- oder Suppentagen

– eben je nach Typ! Beim typgerechten Fasten wird der sensible Hormonhaushalt der Frauen besonders berücksichtigt, damit das Abnehmen bei allen funktioniert und die gute Laune erhalten bleibt.

Starten Sie Ihr Fastenerlebnis jetzt!

Damit Sie sofort mit Ihrer Fastenwoche loslegen können, finden Sie in diesem Buch auch gleich alle nötigen Rezepte. Von köstlichen Suppen und leckeren Gemüsebrühen über frische Säfte und abwechslungsreiche Früchteteller bis hin zu schmackhaften Dips – lassen Sie es sich schmecken! Und auch nach der eigentlichen Fastenwoche geht es weiter – Sie erhalten Tipps und Rezepte für das Intervallfasten, die es Ihnen leicht machen, bei der Stange zu bleiben.

Viel Spaß beim individuellen Fasten mit langen und kurzen Intervallen wünscht Ihnen

Ralf Moll

MEIN PERSÖNLICHES SCHLÜSSEL-ERLEBNIS – WIE DAS TYPFASTEN UND DAS INTERVALLFASTEN ENTSTANDEN

Nach meinem Studium der Ernährungswissenschaft startete ich 1992 meinen ersten Job in einer Fastenklinik mit den Schwerpunkten Ernährungsmedizin und Naturheilkunde. Fasten als Therapie bei chronischen Krankheiten kannte ich bis dahin noch nicht. Es hat mich fasziniert, wie ein kranker übersäuerter Stoffwechsel durch das mehrwöchige Fasten wieder in sein Gleichgewicht zurückfinden konnte, mit hervorragenden gesundheitlichen Erfolgen. Damals kannten wir nur das Fasten mit frischen Säften und selbst gekochter Gemüsebrühe. Ich wollte diese Art des Fasten immer erweitern, und ein Schlüsselerlebnis in der Klinik öffnete mir die Augen.

Eine Neurodermitikerin (sehr schlank, eher untergewichtig) hatte es jahrelang mit Saftfasten versucht, und ihre Haut war beim Fasten und danach immer schlechter geworden. Nach dem Fasten fühlte sie sich müde, energielos und quälte sich durch die Fastenwoche. Sie sah blass aus und hatte seit ihrer Kindheit Darmprobleme und immer ein Kältegefühl im Körper. Ich versuchte es daraufhin bei ihr mit warmen Gemüsesuppen als Fastenart und strich auch die Obstsäfte von ihrem Speiseplan, ersetzte sie durch Gemüsesäfte. So kam der Darm der Patientin komplett zur Ruhe. Daraufhin vertrug sie das Fasten wunderbar. Ihr Hautbild verbesserte sich, der Juckreiz verschwand, und die Frau fühlte sich beim Fasten sehr wohl. Sie war ein Reh, ein Empfindungsnaturell und hatte zudem gesundheitliche Probleme. Durch die zehrende Krankheit befand sie sich in einer körperlichen Energieleere und musste mit etwas Substanz fasten, um ihren Körper reinigen zu können. Die damaligen

Erfolge mit dem Fasten bei kranken Menschen begeisterten mich. Oftmals waren die Patienten austherapiert, hatten schon alle Möglichkeiten der Schulmedizin ausgeschöpft. Was sie aber noch nicht ausprobiert hatten, war die Kombination aus Ernährungstherapie, Fasten, Entsäuerung und Darmsanierung. Denn Ernährung als Therapie kommt im Medizinstudium so gut wie gar nicht vor. Wir haben heute ausgezeichnete Medikamente, um einen kranken Stoffwechsel einzustellen, damit der Körper zur Ruhe kommt. Auch die Operationstechniken sind heute hervorragend sowie die komplette Diagnostik. Die Akutversorgung ist heute perfekt, mit Schmerzmitteln, Antibiotika und Cortison.

Doch welche Lösungen können wir chronisch kranken Menschen anbieten? Leider werden bei chronischen Krankheiten mit den herkömmlichen schulmedizinischen Mitteln nur die Symptome unterdrückt, und die Patienten halten sich daraufhin für geheilt. Dies ist jedoch ein Irrtum. Die Krankheit macht sich in anderer Form im Stoffwechsel wieder bemerkbar. So bekommen Asthmatiker, die jahrelang mit Cortison behandelt werden, eine Neurodermitis auf der Haut und Jahre später Darmprobleme und Rückenschmerzen. Das Grundproblem bilden der übersäuerte Stoffwechsel und der kranke Darm, die erst zu Symptomen und später zu Krankheiten führen.

Ich habe mich immer gefragt, warum wird die jahrtausendealte Naturheilkunde mit den Bereichen Fasten, chinesische Medizin, Ayurveda etc. als „Alternativmedizin" bezeichnet, und weshalb wird die Schulmedizin, die erst seit einem Jahrhundert existiert, als die wirksame Medizin anerkannt?

Eigentlich ist die Schulmedizin die Alternativmedizin, da es sie noch nicht so lange gibt. Warum muss fast jeder Bluthochdruck heute mit Betablockern behandelt werden, ohne (wenigstens) den Versuch zu unternehmen, das Problem mit Fasten, Ernährung und Naturheilkunde zu lösen?

Je mehr ich mich mit dem Thema beschäftigte, desto klarer wurde mir, das nur die Kombination aus Ernährung und Naturheilkunde den Stoffwechsel umstellen kann. Und je mehr die Ernährung auf den jeweiligen Typ und die Individualität eines Menschen zugeschnitten wird, desto erfolgreicher ist sie.

Ich wollte mehr über die unterschiedlichen Naturelle wissen. Es folgten umfangreiche Studien der verschiedenen Naturell-Lehren, so etwa die des Ayurveda und von Carl Huter. 1996 entwickelten meine Frau Eva und ich gemeinsam das Typgerechte Fasten nach Moll als Saft-, Früchte- und/oder Suppenfasten.

Unsere eigene Einteilung der Menschen in die Naturelle Reh, Tiger und Bär ist einfacher und bleibt länger haften. Sie ermöglicht es allen Menschen, je nach Typ ihre persönliche Fastenart und Intervallfastenart zu finden. So machen kurze oder längere Fastenintervalle richtig Spaß.

Ich persönlich faste sehr gerne mit Suppen, weil ich dank der warmen Gemüsesuppen unbegrenzt Sport treiben kann. Ich kann mich auch prima konzentrieren, da die Suppen mich regelmäßig mit Energie versorgen. Außerdem genieße ich das Gefühl, etwas Warmes im Bauch zu haben, vor allem in der kälteren Jahreszeit. Nach 7 Tagen Suppenfasten steige ich dann meistens auf Saftfasten um.

Als kurzes Fastenintervall praktiziere ich etwa 5 Mal in der Woche das Fastenintervall 16:8, denn es macht mir nichts aus, erst mittags mit dem Essen zu starten. Am Wochenende unterbreche ich diesen Rhythmus und frühstücke gegen 10 Uhr, stelle also auf das Fastenintervall 14:10 um. Schließlich ist der Körper morgens mit der Ausscheidung seiner während des nächtlichen Fastens entstandenen Säuren beschäftigt, ein üppiges Frühstück würde den Prozess der morgendlichen Reinigung nur stören. So oft es geht, esse ich am Tag Gemüsesuppen, schließlich sitze ich in unserem Fastenzentrum buchstäblich an der Quelle.

Das Suppenfasten ist unser Fasten-Joker und wird von den meisten Fastern mit Vorliebe praktiziert, da sie sich mit den warmen kalorienreduzierten Suppen sehr gut fühlen.

Wichtig ist mir, dass wir in unseren Fastenzentern lange Fastenintervalle von einer Woche mit Bewegung kombinieren. Nur durch regelmäßiges Wandern, Fasziengymnastik und Meridian-Yoga wird das Fasten richtig effektiv. Das Erlebnis in der Gruppe in wunderschöner Umgebung hat eine besondere Qualität und ist für unsere Faster die Energietankstelle für ein ganzes Jahr. Seit 1998 bieten wir auch Fastenseminare auf La Palma und in der Toskana an, mit traumhaft schönen Wanderungen.

In unseren Fastenseminaren finden auch viele Vorträge über den Säure-Basen-Haushalt und die basische Ernährung statt. Für mich ist das Fasten neben der intensiven Entsäuerung des Stoffwechsels vor allen Dingen der größte Appell für eine Lebensstilveränderung. Aus diesem Grund empfehlen wir seit vielen Jahren, einmal in der Woche, regelmäßig als Fastenintervall 6:1 plus, einen reinen Suppentag einzulegen. Diesen reinen Suppentag haben wir „Inter-

mollfasten" getauft, man hat immer „etwas Warmes im Bauch", frei nach dem Motto: „Löffel dich leicht". Regelmäßige Suppentage in der Woche erleichtern jedem die Umstellung auf eine basische Ernährung.

Auf Anregung unserer Faster haben wir dann 2017 die Ralf-Moll-Fastensuppen im Glas entwickelt, um das Suppenfasten auch zu Hause und am Arbeitsplatz so einfach wie möglich zu machen. So sind die reinen Suppentage daheim sehr leicht umsetzbar, da das Einkaufen und Nachkochen entfällt. Neugierig geworden? Dann schauen Sie auf www.fastensuppen.de nach, dort finden Sie alle Infos rund um das Thema „Intervallfasten mit Fastensuppen" mit vielen leckeren Rezepten.

Ich bin gespannt, welche Erfahrungen Sie mit dem typgerechten Fasten entweder in kurzen Fastenperioden (Intervallfasten als 16:8, 5:2, 6:1 oder 6:1 plus) oder in etwas längeren Intervallen (komplette Fastenwoche) machen werden und freue mich, Sie auf diesem Weg irgendwann auch persönlich kennenzulernen.

WARUM INTERVALLFASTEN? WAS PASSIERT BEIM FASTEN, UND WIE PROFITIEREN WIR DAVON?

INTERVALLFASTEN – EINE KRAFTQUELLE

Typgerecht Fasten macht jung, schön und hält gesund. Es ist Ihre persönliche Kraftquelle, die Sie so oft wie möglich nutzen sollten – sei es als großes Wochen-Intervall oder im Alltag mit individuell angepassten kürzeren Intervallen. Fasten wird völlig zu Recht auch als „Operation ohne Messer" bezeichnet.

Kennen Sie den Zustand, in dem Ihnen alles im Leben leicht von der Hand geht? Das vorliegende Buch gibt Ihnen die Chance, diesen „Flow-Zustand" neu zu entdecken. Aktivieren Sie Ihr eigenes Kraftpotenzial, das in Ihrer persönlichen Konstitution steckt. Wenn wir im *Flow* (englisch für „fließen", „strömen") sind, erleben wir etwas ganz Besonderes: Wir sind in der Lage, Höchstleistungen zu erbringen, ohne uns anzu-

strengen. Die Psychologie beschreibt diese seltenen Glücksgefühle als „Zustand völliger Vertiefung und Konzentration". Der Adler beispielsweise ist im Flow, wenn er die Kraft der Thermik nutzt und sich davon in immer größere Höhen tragen lässt. Doch unser Alltag sieht meist anders aus: Termine und Hektik geben den Takt vor, wir fühlen uns müde, energielos und ausgebrannt. Wir sind gefangen in einem Hamsterrad, der Flow-Zustand ist weit entfernt. Mein Rat: Nehmen Sie sich eine Auszeit und starten Sie in eine Fastenwoche. Tanken Sie Energie und kommen Sie wieder in Ihren Flow-Zustand. Auch danach können Sie durch das Einschieben von Intervall-Fasten-Elementen diesen Zustand immer wieder erreichen. Gönnen Sie sich dieses Wohlgefühl – so oft wie nötig!

Um in den Zustand des „Flow" zu gelangen, brauchen Sie Folgendes:

eine Auszeit vom Alltag, einen entschlackten Körper und Bewegung, die Spaß macht. Diese Komponenten sind der Schlüssel zum Erfolg. Sie haben mit diesem Buch die Möglichkeit, eine Fastenwoche zu Hause zu starten, legen Sie los, nehmen Sie ein paar Tage Urlaub und fasten Sie nach unserer Anleitung.

DAS GROSSE FASTEN-INTERVALL: EINE WOCHE FÜR DEN NEUSTART

Nach dieser Fastenwoche kehren Sie mit voller Power wieder in Ihren Alltag zurück! Sie werden sich wundern, wie viel Sie in einer Woche bewegen können: Sie haben eine Erfahrung gemacht, die zu einer nachhaltigen Veränderung Ihres Lebens führen kann. Für die Zeit nach der Fastenwoche bekommen Sie typgerechte Tipps und Anleitungen, die Ihnen helfen werden, das Fasten in Form kürzerer Intervalle in Ihren Alltag zu integrieren und so länger davon zu profitieren.

Mit Fastenintervallen durchs Jahr

Planen Sie Ihr Jahr und schieben Sie immer wieder Fastenintervalle ein. So sieht eine ideale Aufteilung aus:

🕐 1-2 mal jährlich: großes Fastenintervall mit einer typgerechten Fastenwoche

🕐 so oft wie möglich im Monat: eine Woche mit 1–2 Fastentagen (6:1 oder 5:2), je nach Typ

oder:

🕐 so oft wie möglich, aber mindestens an 3 Tagen pro Woche: das individuelle Intervall-Zeitfenster einhalten (je nach Typ 16:8 oder angepasst)

🕐 als Joker, wenn mal alles nicht klappt oder man besonders gestresst ist: der „Intermoll-Jokertag" mit basischen Gemüsesuppen, ergänzt durch Säfte, Brühe und Smoothies

Ausführliche Anleitungen hält dieses Buch für Sie bereit!

Fasten heißt, für einen bestimmten Zeitraum von seinen Körperreserven zu zehren. Das Schöne daran: Auf diese Weise werden auch gleich die Fettdepots auf Hüfte, Po und Bauch abgeschmolzen, wir nehmen auf natürliche Weise ab. Begleitet wird das Fasten von körperlicher Aktivität, die Spaß macht, und einem wirksamen Entsäuerungsprogramm. Das Typfasten nach Moll berücksichtigt die Konstitution des Einzelnen, je nach dem persönlichen Naturell wird mit frischen Säften, leckeren Früchten oder köstlichen warmen Gemüsesuppen gefastet. Entsprechend heißen die drei Fastenarten Saftfasten, Früchtefasten und Suppenfasten und dauern jeweils eine Woche, genauer gesagt sind es 6 echte Fastentage, da-

· ·

Durch das individuelle Fastenintervall mit frischen Säften, leckeren Früchten und köstlichen Suppen werden alle 70 Billionen Zellen unseres Körpers mit lebenswichtigen Vitaminen und Mineralstoffen versorgt. Perfekt, um den Stoffwechsel intensiv zu entsäuern.

· · · · · · · · · · · · · · · · · · · ·

vor 2 vorbereitende Entlastungstage und im Anschluss 2 Aufbautage.

Bewegung und Fasten – ein Traumpaar!

Durch eine leichte körperliche Beanspruchung in der Intervallfastenwoche wie beispielsweise Wandern, Laufen, Nordic Walking oder Spazierengehen reduziert sich der Eiweißabbau, die Muskelmasse bleibt erhalten, und der Kreislauf stabilisiert sich. Ideal: Starten Sie in den Tag mit Morgengymnastik, Pilates oder Yoga. Dann folgt eine Wanderung oder ein Spaziergang durch die Natur. Auch eine Radtour ist perfekt. Abends tun Dehn- und Atemübungen besonders gut. Die Fettverbrennung wird aktiviert, Sie entschlacken sich und verbrennen gleichzeitig Fett. Und erstaunlicherweise vollbringt man während des Fastens Leistungen, die einem sonst viel schwerer fielen.

Auch in der Natur ist dieses Phänomen bekannt: Wussten Sie, dass Zugvögel Tausende von Kilometern zurücklegen ohne jegliche Nahrungsaufnahme? Oder, dass Lachse während ihres anstrengenden Wegs zu den Laichplätzen flussaufwärts und während der Laichzeit keinerlei Nahrung zu sich nehmen? Es ist also auch in der Tierwelt gang und gebe, ohne Energienachschub über einen längeren Zeitraum erstaunliche Leistungen zu vollbringen.

Intervallfasten – das praktizieren wir jede Nacht

Ist Ihnen klar, dass Sie die Hälfte Ihres Lebens ohnehin fasten? Richtig, nachts befindet sich der Körper im Fastenmodus, er nimmt die Energie für die Stoffwechselvorgänge aus seinen Fettreserven. Der menschliche Lebensrhythmus des Essens am Tag und Fastens in der Nacht ist in der englischen Sprache verankert. Der Engländer nennt sein Frühstück nicht von ungefähr *breakfast*, also „Fastenbrechen". Die Nahrung vom Vortag wird abgebaut, und die „Abfallstoffe" werden am anderen Morgen über Stuhl und Urin ausgeschieden. Jetzt ist Ihnen auch klar, warum Ihr Urin morgens immer eine gelbe Farbe hat und Ihre Zunge stärker belegt ist. Der Körper ist in der Ausscheidungsphase und möchte loswerden, was während der nächt-

lichen Fastenzeit „angefallen" ist. Je mehr Wasser Sie morgens trinken, umso schneller und gründlicher werden Sie die nächtens entstandenen Schlacken los.

• •

Starten Sie jeden Morgen mit zwei Gläsern Wasser ohne Kohlensäure in den Tag, um die Schlacken der Nacht zu verdünnen und über die Nieren auszuscheiden. Wer einen empfindlichen Magen hat, trinkt lauwarmes oder abgekochtes Wasser.

• •

Schlank im Schlaf? Es funktioniert!

Diesen Effekt macht sich die 16:8-Strategie zunutze, eine der bekanntesten kurzen Intervallfasten-Methoden: Der Zeitraum zwischen der letzten Mahlzeit am Abend (möglichst frühes Abendessen) und der ersten Mahlzeit am Folgetag (möglichst spätes Frühstück) wird verlängert. Im Idealfall entsteht so eine 16-stündige Esspause. Während der restlichen acht Stunden des Tages darf gegessen werden, daher also „16:8". Doch auch wer diese lange Spanne nicht ganz durchhält, tut sich etwas Gutes. Studien haben gezeigt, dass auch schon bei einer Nahrungskarenz (so nennt man diese Esspause) von 12 Stunden positive Effekte entstehen. Nicht nur fürs Abnehmen, sondern auch für alle Regenerationsprozesse im Körper – etwa Zellreparatur, Immunaufgaben oder Abbau von Eiweißschlacken.

WAS PASSIERT BEIM GROSSEN FASTEN-INTERVALL IM KÖRPER?

In den ersten Fastentagen verbraucht der Körper zur Energiegewinnung seine Kohlenhydratreserven in der Leber und den Muskeln. Durch den Verzicht auf Nahrung wird der gesamte Verdauungsapparat weitgehend ruhiggestellt. Die frei werdende Energie kann der Körper zur Regeneration, zum Entschlacken, Entsäuern und Entgiften nutzen. Die Verdauungsarbeit beansprucht 30 Prozent unseres Energiehaushalts. Diese Energie wird beim Fasten eingespart und für die Entschlackung und die Neubildung gesunder Zellen verwendet. Ab dem zweiten Fastentag geht der Körper an die Fettpölsterchen, um sich mit Energie zu versorgen, die Fettsäuren aus den Fettzellen werden verbrannt. Je mehr Sie sich in dieser Zeit bewegen, desto mehr Fett kann verbrannt werden. Die Pfunde purzeln mit jedem weiteren Fastentag, und das Tolle: Bei viel Bewegung zieht der Körper kaum wertvolles Muskeleiweiß zur Energiegewinnung heran. Im Vergleich zu herkömmlichen Diäten wird nicht nur Gewicht abgebaut, sondern gleichzeitig der Körper gestrafft und entschlackt. Das Fasten mit Suppen, Säften oder Früchten verbessert die Effekte zusätzlich. Denn beim Fasten nach Moll ist immer die Zufuhr einer geringen Menge an gesunden Kohlenhydraten gewährleistet. Das verhindert eine Unterzuckerung und den Eiweißabbau aus den Muskeln. Statt schlapp und ausgelaugt fühlen wir uns während der gesamten Fastenzeit fit und energiegeladen.

Säuren in Schach halten

Ein wichtiges Ziel beim Fasten besteht darin, den Säure-Basen-Haushalt des Körpers wieder ins Gleichgewicht zu bringen. Denn durch falsche

Ernährungsgewohnheiten, Stress und Bewegungsmangel kommt es auf Dauer oft zu einer chronischen Übersäuerung des Stoffwechsels. Betroffene sind häufig müde, klagen über eine abnehmende Leistungsfähigkeit und zahlreiche andere Beschwerden.

Wenn Stress uns „sauer" macht

„Sauer sein" im umgangssprachlichen Sinn bedeutet, dass wir genervt, übellaunig und überfordert sind. Und wie so oft steckt auch in dieser Redewendung viel Wahres. Denn bei chronischer Überlastung schüttet unser Organismus Stresshormone wie Adrenalin, Cortisol und Noradrenalin aus – sie sind eigentlich dazu da, um archaische Reaktionen wie „Flucht" oder „Kampf" zu ermöglichen. In unseren modernen Zeiten folgt auf eine Stresssituation jedoch keine körperliche Höchstleistung, eher sitzen wir genervt vor unserem PC und spüren, wie unsere Herzfrequenz und unser Blutdruck ansteigen. Doch die Hormonausschüttung hat nicht nur massiven Einfluss auf Atmung, Herz-Kreislauf-System und Verdauung: Beim Abbau dieser Stress-Hormone werden auch vermehrt Säuren produziert. In der Folge kommt es zu weiteren negativen Stressreaktionen:

- Wenn wir gestresst sind, wird unsere Atmung flach und verkrampft und dadurch ineffektiv. Auf diese Weise gelangt zu wenig Sauerstoff ins Blut, und schädliche Stoffwechselprodukte können nur unzureichend abtransportiert werden.

- Durch die mangelnde Sauerstoffversorgung wird im Stoffwechsel nicht genug Energie bereitgestellt. Gleichzeitig erhöht sich die Milchsäureproduktion.

- Chronischer Stress raubt uns Energie und stört die Regenerationsfähigkeit. Das Gleichgewicht zwischen Anspannung und Entspannung gerät aus den Fugen. Es fällt uns immer schwerer, zur Ruhe zu kommen, obwohl wir erschöpft und müde sind.

Wenn Sie sich in einer Stressphase befinden, beruflich oder privat, hilft vor allem Bewegung. Denn das stressbedingt ausgeschüttete Adrenalin muss abgebaut werden, damit unser Organismus nicht übersäuert. Dies geschieht am besten durch körperliche Aktivität. Ideal ist eine mäßige Ausdauerbelastung. Zum Beispiel durch einen strammen Waldspaziergang, eine Runde mit dem Rad oder beim Jogging. Im akuten Fall reicht es oftmals bereits, an die frische Luft zu gehen und ein paar bewusste, tiefe Atemzüge zu nehmen.

Was ist Übersäuerung?

Der Säure-Basen-Haushalt reguliert alle Stoffwechselabläufe im Körper. Der Körper besteht zu 30 Prozent aus sauren und zu 70 Prozent aus basischen Säften. Verschiebt sich das Körpergleichgewicht zwischen Säuren und Basen im Lauf der Zeit zur sauren Seite hin, spricht man von „latenter Azidose" oder Übersäuerung. Wenn wir über einen längeren Zeitraum zu viele tierische Produkte wie Fleisch, Wurst und Käse sowie versteckte Zucker in Form von Süßigkeiten, Limonaden und Backwaren verzehren, kann es zu einer Übersäuerung kommen. Beim Umbau der aufgenommenen Nahrung in körpereigene Substanzen bildet der Körper Säuren: Aus tierischen Lebensmitteln beispielsweise Harnsäure und aus zuckerhaltigen Lebensmitteln und Alkohol Essigsäure. Wenn diese Säurebelastung jahrzehntelang anhält, können die Säuren vom basischen Blut nicht mehr neutralisiert und ausgeschieden werden.

Das Bindegewebe ist der „Säure-Keller"

Der Körper bindet die Säuren dann an Mineralstoffe und lagert sie als Schlacken im Gewebe ab – das ähnelt der Situation, wenn wir unseren Sperrmüll einfach in den Keller stellen, weil wir nicht wissen, wohin damit. An das Bindegewebe sind auch das Muskelgewebe, die Lymphgefäße und das Nervengewebe angeschlossen. Natürlich gehört das Fettgewebe auch zum Bindegewebe. Auch Hormone und Immunstoffe bewegen sich durch das Bindegewebe. Muskeln, Sehnen, Bänder, Blutbahnen, Haut und alle Organe sind vom Bindegewebe umgeben, werden von ihm gehalten und geschützt. Es hält sprichwörtlich Leib und Seele zusammen, es steckt voller Kraft, vorausgesetzt es ist basisch und nicht dauerhaft übersäuert. Es ist netzartig, durchlässig und sehr flexibel. Deshalb kann es so viele Stoffe auffangen und festhalten. Das Bindegewebe ist für den Körper das, was Decken, Pfeiler und Wände für ein Haus sind. Ist diese Struktur nicht fest genug, entsteht eine Instabilität. Für den Körper bedeutet das einen Verlust an Gewebespannung. Nachgiebige schwache Gewebe führen dazu, dass sich der Transport von Gewebeflüssigkeit verlangsamt. Angesammelte Säuren werden nur schwerfällig entsorgt. Es kommt zu Stauungen und damit zu einer verschlechterten Nährstoffversorgung der Zellen.

Das Bindegewebe sollte leicht basisch sein und regelmäßig in Intervallen entleert werden. Dann kann es seine Aufgaben hervorragend erfüllen. Es ist jedoch heute durch das permanente Essen übersäuert. Die regelmäßige Nahrungszufuhr von mehreren täglichen Mahlzeiten ergänzt durch Zwischenmahlzeiten und Snacks sowie energiehaltige Getränke ist nicht physiologisch und überfordert den Stoffwechsel. Die pausenlose Nahrungszufuhr verhindert, dass das Bindegewebe in Intervallen regelmäßig entleert werden kann. Die pausenlose Nahrungszufuhr überlastet auch die Hormon- und Stoffwechselsysteme. Es kommt zu einem mangelhaften Abtransport von sauren Zwischenprodukten aus den Zellen. Die Folge sind Lymphstau, Fettansammlungen, Durchblutungsstörungen und eine erhöhte Entzündungsbereitschaft. Auch können die Fettsäuren aus den Fettzellen nicht herausgelöst werden, ein Fettabbau ist nicht möglich.

Weitere Folge von einem übersäuerten Bindegewebe sind Stoffwechselstörungen verschiedenster Art. Ihre eigentliche Arbeit, nämlich die Zellen mit Sauerstoff zu versorgen, können die roten Blutkörperchen dann nicht erledigen. Die ersten Anzeichen einer beginnenden Übersäuerung und Verschlackung des Körpers sind

Müdigkeit, Energielosigkeit, Schlaflosigkeit, trockene Haut, brüchige Fingernägel, Haarausfall, Cellulite, Gelenkschmerzen und Kreislaufbeschwerden. Die Arteriosklerose, das sind Kalkablagerungen in den Blutgefäßen, ist das Endstadium der Verschlackung. Sie kann zu Herzinfarkt und Schlaganfall führen.

Tipp: Reinigen Sie deshalb Ihr Bindegewebe und starten Sie jetzt mit dem Intervallfasten. Sowohl die langen Fastenintervalle von einer Woche als auch die kurzen Fastenintervalle (16:8, 5:2 und 6:1) reinigen das Bindegewebe und den Zellstoffwechsel.

Die roten Blutkörperchen verlieren bei zu starker Säurebelastung ihre Fähigkeit, sich zu verformen. Durch die fehlende Elastizität können sie die Kapillaren (die kleinsten Blutgefäße) nicht mehr passieren. In der Folge kann der Sauerstoff nur unzureichend in die Zellen transportiert werden. Sie fühlen sich müde.

Ist der Säure-Basen-Haushalt in Schieflage geraten, mobilisiert der Körper Mineralstoffe und Spurenelemente wie Kalzium, Magnesium, Eisen, Zink und Selen aus seinen Depots (Haare, Fingernägel, Haut, Knochen, Blut und Zähne), um ihn auszugleichen. Er bindet die Säuren an diese Mineralstoffe und lagert sie als saure Salze, die sogenannten Schlacken, im Fett- und Bindegewebe, im Darm und in den Gelenken ab, um sich selbst zu schützen.

SCHLANK UND FIT DURCH EIN SÄURE-BASEN-GLEICHGEWICHT

In einem übersäuerten Organismus ist die natürliche Fettverbrennung gestört und verlangsamt. Diese Stoffwechselblockade führt häufig zu einer schleichenden Gewichtszunahme und schließlich zu Übergewicht. Normale Diäten bringen dann nicht den gewünschten Erfolg. Denn Säuren, die aufgrund einseitiger Ernährung nicht vollständig neutralisiert und ausgeschieden werden, landen im Binde- und Fettgewebe. Dort erschweren sie den Fettstoffwechsel und führen zu Übergewicht. Ein ausgeglichener Säure-Basen-Haushalt hingegen aktiviert unseren Stoffwechsel, macht uns körperlich fit und löst bestehende Blockaden auf, wodurch eine dauerhafte Gewichtsreduktion möglich wird.

Cellulite: Symptom der Übersäuerung

Bei Frauen lagern sich die Schlackenstoffe im Laufe der Zeit in das Fettgewebe von Oberschenkeln und Oberarmen ein, wobei es zu einer Verquellung des Unterhautzellgewebes kommt. Dieser unbeliebten Orangenhaut (Cellulite) kann durch individuelles Fasten, kombiniert mit viel Bewegung, entgegengewirkt werden. Der Körper scheidet dann die Schlackenstoffe aus. Sie nehmen also nicht nur ab, sondern straffen auch Ihre Oberschenkel.

Fleisch: ein Problem für die Gelenke

Die Verschlackung durch Harnsäure zeigt sich vor allem in Gelenken und Bindegewebe. Harnsäure entsteht beim Abbau von Purinen, und unser Körper stellt sie sogar selber her. Wenn jedoch zu viele Purine aufgenommen werden, etwa durch den hohen Verzehr von tierischem Eiweiß (Fleisch, Milchprodukte, Ei, Geflügel, Meeresfrüchte und Fisch), steigt ihre Konzentration im Blut zu sehr an, und die Nieren schaffen es nicht mehr, sie auszuscheiden. Bei schlechter Entsäuerung wird die Säure dann im Gewebe zwischengelagert. Speziell unsere Gelenke leiden dann, Gicht, Rheuma und Mikro-Entzündungen können die Folge sein. Während der Fastenzeit gelangt Harnsäure vermehrt ins Blut, da sie aus den Gelenken ausgeschwemmt wird und alte Zellen abgebaut werden. Sie wird mit Basen neutralisiert und ausgeschieden.

WAS SIND EIGENTLICH SCHLACKEN?

Gemeint sind alle Arten von Stoffwechsel-Zwischen- und -Endprodukte sowie „Zellmüll", die der Körper über die Nieren nicht ausscheiden kann, sowie Stoffe, die bei der Regeneration von Zellen entstehen. Die meisten Schlacken deponiert der Körper im Bindegewebe, so wie ein Fluss seinen Unrat ans Ufer abgibt, so gibt das Blut seine unerwünschten Stoffe an das Bindegewebe ab. Das Bindegewebe hat keine Schmerzrezeptoren und ist unbegrenzt in der Lage, Schlacken aufzunehmen. Wir merken also die Verschlackung und Übersäuerung nur durch bestimmte Zipperleins, Müdigkeit, Bluthochdruck etc.

Beim Fasten werden folgende Stoffe ausgeschieden:

- Abbauprodukte aus dem Entzündungsstoffwechsel, die über Blut und Lymphe nicht richtig ausgeschieden werden können
- Abbauprodukte des Eiweißstoffwechsels, Darmfäulnisprodukte wie Ammoniak, Indol, Skatol sowie Harnsäure und Harnstoff
- Alte, kranke, geschwächte Zellen
- Eiweiß und eiweißhaltige Produkte (Kollagen, Gallenfarbstoffe, Antigen-Antikörperkomplexe)
- Fette und Fettsäuren, fettähnliche Stoffe, Cholesterin, flüchtige Fettsäuren etc.
- Lebensmittelzusatzstoffe: Farbstoffe, Geschmacksstoffe und Konservierungsstoffe
- Medikamentenrückstände, Quecksilber aus Dentalamalgam
- Rückstände aus landwirtschaftlicher Produktion: Düngemittel, Pestizide, Tier-Arzneimittel
- Harnsäure, Phosphorsäure, Schwefelsäure
- Umweltgifte, Schwermetalle: Blei, Cadmium, Quecksilber

Die Entgiftungsorgane: Teamwork für unsere Gesundheit

Dass unsere Leber und unsere Nieren der Entgiftung dienen, ist den meisten Menschen geläufig. Weniger bekannt ist, dass auch Haut, Lunge und Darm am Abtransport schädlicher Stoffwechselendprodukte mitwirken. Das Zusammenwirken unserer Entgiftungsorgane folgt dabei dem Prinzip „Aufgabenteilung". Hier erfahren Sie, was unser inneres Team stark macht und wie wir durch wenige gezielte Maßnahmen die Leistung dieser Organe verbessern können.

Die Leber

Die Leber ist das größte innere Organ des Menschen. Sie nimmt eine zentrale Stellung im Stoffwechsel ein, reinigt unser Blut und produziert Gallensäfte für die Fettverdauung. Alkohol und Giftstoffe können ihre Zellen schädigen. Die Aufgaben der Leber sind vielschichtig und komplex. Sie regelt den Stoffwechsel von Fetten, Kohlenhydraten und Eiweißen, speichert Energie in Form von Glukose und stellt sie bei Bedarf wieder bereit. Spurenelemente wie Eisen, Kupfer, Zink und Mangan können in der Leber zwischengespeichert werden. Aber das Wichtigste: Die Leber erkennt sämtliche für uns schädlichen Stoffwechselprodukte und Gifte und macht diese unschädlich. All diese Leistungen machen unsere Leber zu einem lebenswichtig Organ, deshalb ist deren Pflege umso lohnender. Weil unser wichtiges Entgiftungsorgan Wärme liebt, ist ein Leberwickel genau die richtige Unterstützung. Wie das funktioniert und was Sie dafür benötigen, steht auf Seite 148.

Die Nieren

Die Nieren sind so unverzichtbar für unseren Körper, dass wir sie gleich im Doppelpack besitzen. Die beiden Hochleistungsfilter reinigen unser Blut und scheiden alle „Abfallstoffe" (Stoffwechselabbauprodukte) über den Harn aus. Die Nieren halten auch den pH-Wert in unserem Organismus in engen Grenzen konstant. Außerdem entstehen hier wichtige Hormone, die zur Blutbildung und der Regulation des Blutdrucks dienen. Auch an der Bereitstellung des wichtigen Vitamin D sind unsere

Nieren beteiligt. Für eine optimale Funktion ist eine gute Versorgung mit Flüssigkeit unumgänglich. Ideal während des Fastens sind 3 Liter stilles, also kohlensäurefreies Wasser pro Tag (ansonsten 1,5 bis 2 Liter). Alternativ kann etwa die Hälfte der empfohlenen Flüssigkeitsmenge in Form ungesüßter Kräutertees getrunken werden.

Die Haut

Mit einer Oberfläche von eineinhalb bis zwei Quadratmetern ist sie unser größtes Organ. Und ihre Aufgaben sind so vielfältig wie ihre Größe. Die Haut ist unser Schutzschild, Sinnesorgan, Temperatur- und Feuchtigkeitsregler zugleich. Außerdem fungiert sie als „Stimmungsbarometer", sie zeigt unseren Gemützustand an, wenn wir zum Beispiel blass vor Angst werden oder vor Zorn rot anlaufen. Und die Entgiftung? Die läuft buchstäblich über den Schweiß. Schließlich dient die Transpiration nicht nur der Kühlung, wir scheiden auf diese Weise auch Giftstoffe aus. Die Haut wird daher häufig als „dritte Niere" bezeichnet. Neben Wasser, Salz und schädlichen Stoff-

wechselendprodukten können im Schweiß sogar Schwermetalle wie Quecksilber nachgewiesen werden. Eine wirksame und natürliche Form der Hautpflege ist die Trockenbürsten-Massage. Durch den physischen Reiz werden abgestorbene Hautzellen entfernt und der Hautstoffwechsel angeregt. Die Anleitung dazu finden Sie auf Seite 150. Außerdem reagiert unsere Haut sensibel und dankbar auf Berührungen. Ob als Massage oder in Form von Streicheleinheiten durch eine geliebte Person: Beides regt den Hautstoffwechsel an und setzt Glückshormone frei.

Die Lunge

Wie wichtig die Lunge für unser Leben ist, weiß jeder, der schon einmal unter Atemnot gelitten hat. Schlecht Luft kriegen führt zu Sauerstoffmangel und damit zu einem existenziellen Problem. Und weil wir viel Sauerstoff brauchen, ist dafür eine große Fläche notwendig. Diese Fläche bieten Millionen von Lungenbläschen, die mit ihren hauchdünnen Wänden an ein ebenso feines Kapillarsystem von Blutgefäßen grenzen. Das ist der Ort, an dem der

Gasaustausch stattfindet. Sauerstoff aus der Atemluft passiert die Wände und geht in das sauerstoffarme Blut der Lungengefäße über, während das Kohlendioxid aus dem Blut in die sogenannten Alveolen gelangt. Aber unser Atmungsorgan reguliert auch das empfindliche Säure-Basen-Gleichgewicht im Blut, indem es Kohlendioxid entweder vermehrt ausscheidet oder zurückhält. Die beste Pflege der Lunge besteht darin, sie bewusst einzusetzen. Zum Beispiel durch tiefes Atmen an der frischen Luft, idealerweise gepaart mit einer leichten körperliche Anstrengung. Ob Wandern, Joggen oder Radfahren ist ganz gleich, denn mit jedem Atemzug scheiden wir Kohlensäure aus und entgiften.

Der Darm

Der Begriff „Stoffwechsel" darf hier wörtlich genommen werden. Der Darm hat die Aufgabe, Nährstoffe aufzunehmen und den übrig gebliebenen Abfall fachgerecht zu entsorgen. Alle Substanzen, die unser Körper benötigt, werden hier aus der Nahrung herausgefiltert. Alles Übrige wird gesammelt, gebunden, eingedickt und über den Stuhlgang entsorgt. Was dem Darm guttut, sind vor allem Ballaststoffe und eine ausgewogene, basenbetonte Ernährung. Wie Sie Ihren Darm auf das individuelle Fasten vorbereiten, wird im Kapitel Darmreinigung ab Seite 78 ff. beschrieben.

ERNÄHRUNGS-PROTOKOLLE: BASISCH ODER SAUER?

Die folgenden Ernährungsprotokolle dienen dazu, den Unterschied einmal ganz klar zu machen. Das typisch „saure" Protokoll finden Sie auf der linken Seite, das überwiegend „basische" rechts. Schauen Sie selbst einmal, wo Sie sich wiederfinden – aber schön ehrlich bleiben! Falls Sie sich mit Ihren Ernährungsgewohnheiten eher auf der sauren Seite bewegen, sollten Sie möglichst bald aktiv werden. Die Anregungen in diesem Buch können dazu eine gute Hilfe sein.

Ernährungsprotokoll „SAUER"	Ernährungsprotokoll „BASISCH"
Frühstück: • Kaffee oder schwarzer Tee mit Milch und Zucker • Toast mit Nuss-Nugat-Creme oder Marmelade • Brötchen mit Wurst- und Käseaufschnitt • Weich gekochtes Ei	**Frühstück:** • Grüner Tee oder Kräutertee • Müsli aus Vollkornflocken, Trockenfrüchten, Nüssen, Banane und Joghurt
Mittag: • Softdrink, Apfelschorle oder Bier • Pizza oder Spaghetti Bolognese oder Curry-wurst mit Pommes frites	**Mittag:** • Kartoffelsuppe mit Mangold oder Möhren-Ingwer-Suppe
Nachmittag: • Cappuccino mit Zucker und ein Brownie	**Nachmittag:** • Cappuccino ohne Zucker und Obstsalat mit Früchte-sauce
Abend: • Bier oder Wein • Würstchen mit Kartoffel-salat oder belegte Brote mit Aufschnitt	**Abend:** • Kräutertee, Gemüsedrink • Pellkartoffeln mit Gemüse und Curry-Ananas-Dip

WIE INTERVALLFASTEN HELFEN KANN

Meine Fastenwoche – der letzte Kick

Wenn Sie nach der bisherigen Lektüre glauben, dass Ihnen ein großes Fastenintervall guttäte, fehlt Ihnen vielleicht noch der letzte Kick. Deshalb listen wir noch einmal die Vorteile einer Fastenwoche für alle Bereiche des Körpers, aber auch für Geist und Seele auf. Merke: Sogar beim Kurzzeitfasten, sofern regelmäßig durchgeführt, profitieren Sie von den genannten positiven Wirkungen.

Hilft bei Hautunreinheiten

Wie wir erfahren haben, ist die Haut ein wichtiges Ausscheidungsorgan. Wenn Darm, Leber, Lunge und Nieren überlastet sind und die Säuren nicht vollständig ausscheiden können, muss die Haut sozusagen einspringen. Sie reagiert dann mit Unreinheiten, Entzündungen und Ekzemen. Während des Fastens kann sie sich entspannen. Denn dann ist die Zufuhr und Bildung von Entzündungsstoffen im Darm wie den biogenen Aminen Histamin, Tyramin, Tryptamin und Serotonin stark reduziert. Da genau diese Stoffe für allergisch bedingte Rötungen, Schwellungen und Juckreiz verantwortlich sind, kommt es während der Fastenzeit häufig zu einer erheblichen Verbesserung derartiger Symptome.

> Für alle Allergiker ist ihre Fastenzeit eine allergenfreie Zeit. Entzündungsstoffe werden ausgeschieden, und das Immunsystem kann sich erholen.

Hilft bei Müdigkeit und Leistungsabfall

Schwere Beine und müde Muskeln sind oft ein Zeichen von Übersäuerung. Schlafstörungen, Konzentrationsschwäche und Leistungsschwäche zeigen Erschöpfung an. Naturheilkundlich betrachtet, ist Müdigkeit der „Schmerz der Leber" und hängt direkt mit dem Grad der Übersäuerung und Verschlackung zusammen. Eine durch ungesunde Ernährung gebildete Fettleber ist überfordert und entgiftet nicht richtig. Das Blut wird unzureichend gereinigt, der Sauerstoff gelangt nicht ausreichend in die Muskel- und Organzellen. Somit kann die notwendige Energie nicht richtig produziert werden. Fasten baut die Fettleber ab und scheidet die Schlacken aus dem Blut aus. Der Cholesterinspiegel geht in den Normbereich zurück.

Hilft bei Kopfschmerzen und Migräne

Kennen Sie auch diesen quälenden Schmerz, der zwischen Nacken und Stirn auftritt und Sie den ganzen Tag belästigt oder sogar komplett lahm legt? Vielleicht verstärken Nahrungsmittel mit einem hohen Histamingehalt wie Käse, Rotwein und Hefe Ihre Kopfschmerzen oder Sie haben einen chronischen Magnesiummangel. Auch ein kranker Darm kann die Ursache für Kopfschmerzen und Migräne bilden. Die Blutgefäße verkrampfen, und es kommt zu Durchblutungsstörungen im Kopfgefäßsystem, da die roten Blutkörperchen bei Übersäuerung zu wenig Sauerstoff transportieren und den Kopf unzureichend versorgen. Durch das Fasten lässt sich eine Verbesserung der Kopfschmerzen erzielen, da Sie keine histaminhaltigen Nahrungsmittel verzehren.

Menschen, die unter chronischen Kopfschmerzen leiden, profitieren ganz besonders von einer Fastenkur. Die Faustformel: Pro Fastentag sind sie anschließend einen Monat lang beschwerdefrei. Wenn Sie also eine Woche lang mit frischen Säften fasten, kann es sein, dass Sie im nächsten halben Jahr von Kopfschmerzen und Migräneattacken verschont bleiben.

Hilft bei Gelenkproblemen

Kennen Sie das Gefühl, wenn man sich morgens steif und unbeweglich fühlt? Schwellen Ihre Kniegelenke an, wenn Sie Sport treiben oder schmerzen Ihre Ellenbogen oder andere Gelenke? Irgendwie ist „Sand im Getriebe". Durch das individuelle Fasten mit Suppen, Früchten oder Säften wird die optimale Entschlackung der Gelenkknorpel gewährleistet. Durch gleichzeitige regelmäßige Bewegung werden die Gelenke wieder beweglicher.

NAHRUNGSMITTELUNVERTRÄGLICHKEITEN

Nahrungsmittelunverträglichkeiten sind heute zu einem großen Thema geworden. Immer mehr Menschen scheinen davon betroffen zu sein. Vor allem der Weizenkleber Gluten ist in den Fokus gerückt. Doch auch Fruktose und Laktose stehen im Verdacht, Unverträglichkeiten auszulösen. Wie ist dieses Phänomen zu erklären? Und warum tritt es erst seit wenigen Jahrzehnten auf? Fakt ist, dass zum Glück nur sehr wenige Menschen unter einer echten Unverträglichkeit leiden. Dennoch macht die Lebensmittelindustrie ein Riesengeschäft mit Produkten, die als „glutenfrei" oder „laktosefrei" deklariert werden. Ein Zeichen für die große Verunsicherung einer „nahrungssensiblen" Käuferschaft. Doch hinter einer Nahrungsmittelunverträglichkeit kann auch eine chronische Übersäuerung stehen. Auf eine länger andauernde Belastung reagiert unser Organismus dann mit einer Überempfindlichkeit gegen bestimmte Nahrungsbestandteile. Die Ursache ist ein komplexes Zusammenwirken chronischer Übersäuerung auf der einen und der Schwächung durch Umweltgifte auf der anderen Seite. Mögliche Folge: Enzyme, die in einem gesunden Verdauungstrakt aktiv sind, können aufgrund gestörter pH-Werte nicht richtig arbeiten. Durch die andauernde Belastung und Schwächung wird unser Stoffwechsel schließlich immer sensibler und entwickelt am Ende Intoleranzen gegen eigentlich harmlose Nahrungsbestandteile wie Weizen oder Milchzucker.

Durchgeführte naturheilkundliche Testungen auf Intoleranzen verbieten dann oftmals eine große Vielzahl von Lebensmitteln, woran sich die/der Betroffene dann ein Leben lang halten soll. Bedenken Sie, dass Testungen immer nur Hinweise sind, aber keine echten Beweise. Sie testen keine Antikörper im Blut gegen bestimmte Lebensmittel, sondern nur Unverträglichkeiten, also Pseudoallergien, keine echten Allergien. Wenn Sie fasten, Ihren Darm sanieren und Ihren Körper entsäuern, verschwinden nach unseren Erfahrungen die meisten Intoleranzen auch wieder.

Hilft bei Verdauungsproblemen

Der Darm ist das wichtigste Immunorgan des Körpers. Vor allem im Dickdarm leben zahlreiche Bakterien, die für eine geregelte Verdauung, eine Stimulierung des Immunsystems und die Abwehr von Fremdkeimen zuständig sind. Ist die Darmflora aufgrund von falscher Ernährung geschädigt, leidet die Verdauung. Ist der Darm zu sauer, wird der Speisebrei zu schnell befördert und es entsteht Durchfall oder breiiger Stuhl. Enthält die Kost zu wenig Ballaststoffe, wird der Darm träge und verstopft. Beim Fasten wird der Darm gereinigt und dann die Darmflora wieder schonend aufgebaut.

Hilft bei chronischen Erkältungskrankheiten

Infekten und Erkältungskrankheiten kann durch regelmäßiges Fasten vorgebeugt werden. Ist die Darmflora durch die Einnahme von Antibiotika geschädigt, wird das Immunsystem in Mitleidenschaft gezogen. Besonders bei entzündlichen Erkrankungen der Atemwege wie Asthma, Bronchitis und der Nasennebenhöhlen kommt es zu Verbesserungen.

Medikamente wie Cortison oder Asthmasprays können reduziert oder ganz abgesetzt werden.

• •

Wer fastet, kommt oft im nächsten Winter um eine Erkältung herum. Das hängt mit der Stärkung des Immunsystems über den Darm zusammen. Krankmachende Viren, Bakterien und Giftstoffe werden ausgeschieden. Gut fürs Immunsystem.

• • • • • • • • • • • • • • • • •

Hilft bei schlechten Blutwerten

Vor einem Herzinfarkt „verkalken" die Blutgefäße meist über Jahre. Schlackenstoffe lagern sich an den Gefäßwänden ab und behindern die Sauerstoffzufuhr zum Herzen. Erste Anzeichen dieser Prozesse sind schlechte Blutwerte, wie erhöhtes Cholesterin, Homocystein, Blutzucker, Blutfette oder Bluthochdruck. Sie können durch regelmäßige Entschlackung in den Normbereich gelenkt werden, dies muss jedoch unter therapeutischer Aufsicht geschehen. Wenn Sie unter hohem Blutdruck leiden oder schlechte Blutwerte haben und fasten wollen, besprechen Sie sich bitte immer mit Ihrem Arzt und setzen Sie nie in Eigenregie Ihre Medikamente ab. Allerdings können die Herzmedikamente, Bluthochdrucktabletten und Cholesterinsenker während und nach dem Fasten oft reduziert werden. Am besten ist, Sie lassen drei Wochen nach der Fastenzeit Ihre Blutwerte überprüfen. Leber- und Blutwerte können schon nach einer Woche wieder im Normbereich liegen. Eine Ausnahme bildet die Harnsäure, deren Wert durch die starke Ausscheidung und den Abbau veralteter Zellen kurzfristig ansteigt.

Bevor Sie mit dem Fasten beginnen, heißt Ihr Mantra: Ich kann fasten und habe mich fest dazu entschlossen. Ich bin mir sicher, dass es eine schöne Fastenwoche wird!

Wer darf nicht fasten?

Nicht geeignet ist eine Fastenwoche für unterernährte, geschwächte Personen, Kinder, Magersüchtige und Menschen mit schweren Psychosen, Menschen mit starker Schilddrüsenüberfunktion und Nierenerkrankungen sowie für Schwangere und Stillende. Bei fortgeschrittenen chronischen Erkrankungen sollten Sie nur unter therapeutischer Aufsicht fasten. Falls Sie unsicher sind, ob Sie fasten können, fragen Sie Ihren Arzt oder Heilpraktiker.

Die Vorteile des Intervallfastens auf einen Blick:

- Klare, glatte, reine Haut
- Mehr Energie
- Weniger Kopfschmerzen, Migräne
- Weniger Gelenkschmerzen
- Ein stabileres Verdauungssystem
- Ein gestärktes Immunsystem
- Geringere Allergieneigung
- Bessere Blutwerte
- Auszeit vom Alltag
- Neue Eindrücke und Erfahrungen
- Verhaltensänderungen durch neue Erkenntnisse
- Gewichtsverlust ohne Diät

WESHALB TYPGERECHTES INTERVALLFASTEN BESSER IST, UND WIE MAN SEINEN TYP FINDET

KEIN KÖRPER IST WIE DER ANDERE

Jeder Mensch ist anders und hat sein eigenes Naturell und seinen eigenen Stoffwechsel. Sie kennen bestimmt Menschen, die schon vom Anschauen der Speisen zunehmen. Jedes Stückchen Kuchen verwandelt sich sofort in Hüftgold. Andere hingegen können es sich erlauben, den ganzen Tag Schokolade zu naschen und nehmen trotzdem nicht zu. Dann gibt es Menschen, die permanent frieren und immer kalte Füße und kalte Hände haben, andere hingegen sind immer gut durchblutet und frieren selbst im Winter nie. Doch was ist mit den dünnen und hageren Menschen, die wenig Fettgewebe haben, aber trotzdem verschlackt sind? Was passiert mit den Menschen, die zu wenig Vitamine und Mineralstoffe in ihren Depots gespeichert haben, jedoch durch ihr Übergewicht und durch schlechte Ernährungsgewohnheiten größere Mengen an Schlackenstoffen ausscheiden wollen? Was ist mit den Menschen, die permanent frieren und durch das Fasten noch mehr frieren werden? Für diese Menschen ist es besonders wichtig, individuell, also typgerecht, zu fasten und den Körper in der Fastenzeit optimal zu unterstützen. Denn durch das typgerechte Fasten werden die Schwachpunkte gezielt ausgeglichen. So artet das Fasten nicht zur Qual aus, sondern kann im Gegenteil richtig Spaß machen.

MASSGESCHNEIDERTE FASTENMODELLE

Die oben genannten Merkmale sind für die Auswahl der richtigen Fastenart sehr wichtig, denn nur wer individuell fastet, entschlackt seinen Körper optimal. Der Versuch, eine einheitliche Fastenform bei allen Menschen anzuwenden, kann nicht funktionieren und ist auch nicht zeitgemäß. Er hat dazu geführt, dass sich viele frustriert und unzufrieden vom Fasten abwenden. Typisch: Sie hören am zweiten Tag wegen Kreislaufproblemen, Unterzuckerung und Schwäche entnervt auf. Fasten kann und soll aber allen Menschen Spaß machen. Deshalb ist das individuelle Fasten auf den jeweiligen Stoffwechsel, die Verdauung und den Wärmehaushalt jedes Einzelnen zugeschnitten.

Wie läuft Ihr Verbrennungsmotor?

Recht einfach ist dies am Verbrennungssystem des Menschen zu erklären. Der Mensch benötigt für seine Leistung und Stoffwechselaktivitäten Energie, die er aus der Nahrung bezieht. Diese Energie entsteht primär aus der Verbrennung von Kohlenhydraten und Fetten, vereinzelt auch aus Eiweiß. Für diesen Vorgang sind neben den Nährstoffen vor allem Sauerstoff sowie Vitamine, Mineralstoffe und Spurenelemente notwendig. Dr. George Watson untersuchte in den 70er-Jahren des vergangenen Jahrhunderts die Verbrennungsgeschwindigkeit des Menschen und stellte fest, dass bestimmte Stoffwechseltypen unterschiedlich schnell verbrennen. So fand er bei seinen Untersuchungen den „Schnell-" und den „Langsam-Verbrenner".

Der „Langsam-Verbrenner"

Die Verbrennungsgeschwindigkeit ist die relative Geschwindigkeit, mit der eine Person Nährstoffe wie Eiweiß, Fett und Kohlenhydrate in Energie umwandeln kann. Wenn Sie ein Langsam-Verbrenner sind, dann setzen Sie die Nahrungsmittel zu langsam in Energie um und nehmen dadurch leicht an Gewicht zu. Anstatt zu verbrennen, landen die Fette als Polster auf der Hüfte oder als Ring um den Bauch. Oft fühlen Sie sich außerdem müde und energielos, treiben zu wenig Sport, und das Hüftgold wird jedes Jahr ein bisschen mehr. Fatal: Weil sie sich immer schlapp fühlen, essen Langsam-Verbrenner gerne Kohlenhydrate wie Süßigkeiten, Gebäck, Schokolade und zuckerhaltige Nahrungsmittel, damit die Energie schnell zurückkommt. Doch das funktioniert nur kurzfristig. Langfristig wird nicht verarbeitete Nahrung im Gewebe zwischengelagert und bildet dort Schlacken. Die Spätfolge: Das Energielevel der Betroffenen sinkt weiter. Die Schlackenstoffe blockieren nämlich die Sauerstoffversorgung der Zelle, sodass weniger Energie vom Stoffwechsel produziert werden kann. Menschen mit einem hohen Schlackenpegel fühlen sich oftmals energielos und müde. Schlacken sind nämlich nichts anderes als Stoffwechselzwischenprodukte, die aus

der Nahrung entstehen und nicht richtig abgebaut oder ausgeschieden wurden.

Infolge ihres chronischen Übergewichts leiden diese Typen oft unter einem hohen Blutzuckerspiegel und Diabetes. Sie haben ein schwaches Drüsensystem, besonders die Schilddrüse ist zu wenig aktiv, dies sorgt für schlechte Laune, Depressionen, Müdigkeit und Trägheit. Gehören Sie auch zu diesen Menschen? Fällt Ihnen auch jede Aktivität schwer und liegen Sie abends vor Erschöpfung gerne auf dem Sofa und wollen Ihre Ruhe haben? Dann sollten Sie individuell fasten, Ihren Körper entschlacken, damit die verloren gegangene Energie wieder zurückkommt.

Die Unterschiede beim Stoffwechsel können dazu führen, dass Langsam-Verbrenner bis zu 200 Kalorien (kcal) täglich mehr aus der gleichen Nahrung herausholen. Man nennt sie im Volksmund auch „gute Futterverwerter" – entwicklungsgeschichtlich ein Erfolgsmodell, das in schlechten Zeiten für eine bessere Überlebenschance sorgte. Doch heute, wo wir ständig von Nahrung umgeben sind, kämpfen gute Futterverwerter ständig gegen unliebsame Extra-Pfunde.

Für den Langsam-Verbrenner, wir nennen ihn auch Bär oder Ernährungsnaturell, ist Fasten in jeder Form ideal. Es gibt dem langsamen Stoffwechsel einen Kick und beschleunigt ihn. So kann sich das Gewebe intensiv von Schlacken befreien. Die höchste Wirkung erzielt dieser Typ durch das Saftfasten, da eine reine Trinkkur den Stoffwechsel am meisten entlastet und die Gewichtsabnahme am größten ist.

Der „Schnell-Verbrenner"

Völlig anders ist der Stoffwechsel beim Schnell-Verbrenner getaktet. Er erzeugt die Energie zu schnell aus der Verbrennung der Kohlenhydrate. Die Energie für Leistung kann so nicht dauerhaft bereitgestellt werden. Dadurch hat dieser Typ ständig Hunger und will immer etwas essen, um die fehlende Energie auszugleichen. Durch die schnelle Energieumwandlung der Nährstoffe aus dem Blut haben diese Typen einen niedrigen Blutzuckerspiegel, sie fühlen sich nervös und reizbar. Die Schilddrüse arbeitet auf Hochtouren und ihr Körper ist eher unter- oder normalgewichtig. Sie frieren sehr leicht und haben immer kalte Füße oder kalte Hände. Die Durchblutung ist nicht optimal, die ständigen Blutzuckerschwankungen irritieren den gesamten Stoffwechsel. Wenn Sie zu diesem Typ gehören, greifen Sie bestimmt auch mehrmals am Tag zur Schokolade oder fühlen sich nach Phasen kurzer Anstrengung richtig erschöpft.

Fasten ist kein völliger Nahrungsverzicht

Wenn Sie zu diesen Schnell-Verbrennern gehören, geht auch Ihr Blutzuckerspiegel ständig rauf und runter, Ihr Stoffwechsel ist nicht ausgeglichen und kommt nicht zur Ruhe. Entschlacken ist für Sie sehr wichtig und gleicht Ihren Stoffwechsel aus. Wichtig ist dabei jedoch, dass Sie mit mehr Substanz fasten, damit Ihr Stoffwechsel gleichmäßig mit Nahrungsenergie versorgt wird. Fasten mit warmen Gemüsesuppen ist dann optimal für Sie, da die Kombination von Gemüse und Kartoffeln langsam und gleichmäßig Energie liefert. So wird die Entschlackung überhaupt erst ermöglicht, denn ein kalter Körper kann nicht entschlacken. Der Blutzuckerspiegel bleibt durch die komplexen Kohlenhydrate aus Kartoffeln und Gemüse konstant, Sie bekommen dauerhaft Energie und der Körper bleibt warm. Reines Saftfasten ist für diesen Typus zu streng.

Jeder is(s)t anders

Ist das nicht ungerecht? Bestimmte Personen können problemlos eine

Woche auf Essen verzichten und fühlen sich dabei leistungsfähig und gut, während Sie permanent frieren und ständig mit Unterzuckerung und Müdigkeit zu tun haben. Wieder andere können den ganzen Tag rohe Früchte verzehren und bekommen weder Durchfall noch Blähungen? Ist Ihnen schon aufgefallen, dass bestimmte Menschen die doppelte Menge an Lebensmitteln essen wie Sie und nicht zunehmen, während Sie Ihr Leben lang auf Ihr Gewicht achten müssen?

FASTENFRUST MUSS NICHT SEIN! LIEBER INDIVIDUELL IN INTERVALLEN FASTEN

Haben Sie vielleicht auch schon zu Hause alleine den Versuch unternommen, eine Fastenwoche zu starten und sich dabei nie richtig wohl gefühlt? Haben Sie vielleicht am zweiten Fastentag verzweifelt abgebrochen, weil Sie müde waren, Ihr Kreislauf im Keller und die Gliederschmerzen einfach nicht weggehen wollten? Dann haben Sie vermutlich eine Fastenart gewählt, die nicht zu Ihrem Typ passt. Denn wir wissen aus Erfahrung: Jeder gesunde Mensch kann fasten und sich in der Fastenwoche hervorragend fühlen.

Typgerecht Fasten heißt, dass Sie je nach Naturell und Stoffwechsel entweder mit sonnengereiften Früchten, basischen Gemüsesuppen oder frisch gepressten Säften fasten können. Denn jeder Mensch ist verschieden. Durch unseren Test erfahren Sie, welche Fastenart optimal für Sie ist. Unsere drei Stoffwechseltypen sind der Bär, der Tiger und das Reh. Die Grundlage dieser Einteilung bildet die jahrtausendealte ayurvedische Lehre mit ihrer Typeneinteilung in „kapha", „pitta" und „vata". Außerdem orientieren wir uns an der Typenlehre nach Carl Huter. Er teilte die Menschen in Ernährungs-, Bewegungs- und Empfindungsnaturelle ein.

Darf ich mich vorstellen? Ich bin ein Bär!

Besonders die Begriffe aus dem Ayurveda sind jedoch schwer zu merken, sie klingen ziemlich abstrakt. Auch die Naturelle nach Huter kommen

Je nach Stoffwechsel, Körpermerkma-
len, Verhaltensmustern und Konsti-
tution wird ein maßgeschneidertes
Fastenkonzept empfohlen.
Der Bär – kapha im Ayurveda –
Ernährungsnaturell nach Huter:
Saftfasten
Der Tiger – pitta im Ayurveda –
Bewegungsnaturell nach Huter:
Früchtefasten
Das Reh – vata im Ayurveda –
Empfindungsnaturell nach Huter:
Suppenfasten

eher wissenschaftlich daher, man kann sich nur schwer damit identifizieren. Unter einem Bären, einem Reh oder einem Tiger kann man sich jedoch sofort etwas vorstellen. Habe ich etwas von dem einen oder anderen Tier? Mit welchem kann ich mich am besten identifizieren? Der Typentest auf Seite 48 bringt Klarheit. Wie steht es um meinen Stoffwechsel, meinen Wärmehaushalt, meine Verdauung und mein Gewicht? Diese Faktoren helfen bei der Einteilung in die drei Typen und der Wahl der richtigen Fastenart.

Säfte für den Bären

Menschen mit einem langsamen und trägen Stoffwechsel – die Bären – sind sehr gut für das Saftfasten geeignet. Diese Typen haben in der Regel einen kräftigen Körperbau und haben häufig mit Übergewicht zu kämpfen, ihre Verdauung ist gut, und sie frieren nicht so schnell. Die Säfte gleichen den Stoffwechsel aus und fördern die Gewichtsabnahme. Dass die Säfte kühlend wirken, stört den Bären nicht, da er nicht so leicht friert. Der Kreislauf ist bei diesem Naturell immer stabil, sodass er beim Fasten auch nicht unterzuckern oder Kreislaufprobleme bekommen wird. Dünne Menschen, die leicht frieren, haben große Probleme mit dem Saftfasten, sie brauchen warme Suppen für ihren kalten Wärmehaushalt und etwas mehr Substanz, damit sie nicht unterzuckern.

Der Tiger liebt Früchte, das Reh schlürft Suppe

Stellen Sie sich vor, Sie dürfen in einer Fastenwoche dreimal am Tag einen Teller voller sonnengereifter Früchte verzehren. Stücke von Mango, Papaya, Ananas, Melonen,

Birnen, Orangen, Kakis, Bananen, Trauben, Feigen und anderen köstlichen Obstsorten werden appetitlich angerichtet präsentiert und dürfen verputzt werden. Oder Sie bekommen morgens eine schmackhafte Hafercremesuppe, mittags und abends eine leckere Gemüsesuppe. Etwa Auberginen-Tomaten-Cremesuppe, Süßkartoffelsuppe mit Petersilienwurzel, Bohnen-Apfel-Suppe, Gurkensuppe mit Sprossen oder ein Chinakohl-Kräuter-Süppchen. Der Vielfalt sind keine Grenzen gesetzt. Oder Sie dürfen täglich wunderbare frisch gepresste Säfte und eine leckere basische Gemüsebrühe genießen. Sie machen also eine reine Trinkkur.

• • • • • • • • • • • • • • • • • • •

Haben Sie keine Angst vor dem Fasten, Ihr Körper packt das problemlos! Und Sie gehen ja dabei nicht leer aus. Sie dürfen frische, gesunde und nährende Lebensmittel zu sich nehmen. Feinschmecker kommen auch nicht zu kurz. Denn alles ist köstlich und steckt voller Mineralstoffe und Vitamine.

• • • • • • • • • • • • •

Finden Sie Ihren Typ: die Dreier-Einteilung

Im Folgenden werden die drei Fastentypen ausführlich erläutert. Sie werden sich in der einen oder anderen Beschreibung wiederfinden. Dieses Naturell ist dann Ihr Hauptnaturell (z. B. der Bär). Oder Sie erkennen sich in der Beschreibung zweier Naturelle, dann sind Sie ein sogenanntes Mischnaturell. Das trifft auf die Mehrzahl aller Menschen zu. Als Mischnaturell kann man zwischen verschiedenen Fastenarten wählen. Folgen Sie dann einfach Ihrer Intuition und Ihrer momentanen Befindlichkeit. Einen wichtigen Hinweis gibt Ihnen immer Ihre momentane Verdauungskraft. Bei Magen-Darm-Problemen sollten Sie immer Suppenfasten wählen.

Die Einteilung in die drei Fastentypen kann nur eine Hilfestellung bieten, die optimale Fastenart zu finden. Aus der Typeneinteilung darf kein Diktat werden, denn jeder Mensch ist individuell und einzigartig und verändert sich ständig. Auch die äußeren Bedingungen spielen eine Rolle: So kann es durchaus sein, dass im

Sommer das Früchtefasten angezeigt ist, während im Frühjahr die wärmenden Suppen den Stoffwechsel besser ausgleichen.

DIE DREI TYPEN

Der Bär, der Tiger und das Reh – warum sie unterschiedlich fasten sollten.

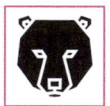
Der Bär – auch „Kapha-Typ" oder „Ernährungsnaturell"

Was fällt uns zum Bären ein? Der Bär ist groß, ruhig und friedlich, solange man ihn nicht reizt. Er liebt Honig, ist ausdauernd und kann sehr lange ohne Nahrung auskommen, was er mit seinem Winterschlaf jedes Jahr von Neuem beweist. Er ist sozusagen der Erfinder des XXL-Intervallfastens. Denn während dieser Phase nimmt der Bär weder Nahrung noch Flüssigkeit zu sich. Gleichzeitig fährt das große Raubtier seinen Stoffwechsel herunter, die Herz- und Atemfrequenz sinken, die Körpertemperatur wird gedrosselt. Aus diesem Zustand kann der Bär allerdings schnell aufwachen, falls Gefahr droht. Bis zu sechs Monate kann die Enthaltsamkeit andauern. Je nach Klima und Nahrungsangebot. Er ist also ein Meister im Fasten! Der Bär wird durch die Elemente Wasser und Erde dominiert. Diese Elemente stehen für ruhige, beständige und ausgeglichene Zeitgenossen. Wer kennt nicht Balou, den Bären aus dem Dschungelbuch, der immer für gute Laune sorgt. Ernährungsnaturelle, die dem Bären entsprechen, haben meist einen stabilen, mittelgroßen und schweren Körperbau. Ihnen fällt das Fasten leicht, ihr Körper kommt prima damit klar. Egal, ob Suppe, Früchte oder Saftfasten, der Entschlackungseffekt ist beim Bären immer optimal. Es wird lange dauern, bis der Bärentyp sich zu einer Fastenwoche entschließt, doch wenn er einmal mit dem Fasten begonnen hat, wird er es nicht mehr missen wollen und jedes Jahr fest einplanen.

Merkmale des Bären

Der Kapha-Typ oder Bär neigt zu einer glatten und eher fettigen Haut, das Haar ist kräftig, dicht und meist dunkel. Die Haut wird durch das Fasten wieder an Glanz und Reinheit gewinnen, mögliche Schuppen werden nach dem Fasten nicht mehr auftreten, das Haar wird fest und elastisch.

Sein Hungergefühl ist sehr gering, sein Appetit aber sehr groß, die Verdauung ist normal, im Ungleichgewicht eher träge. Der Bär oder das Ernährungsnaturell isst gerne und reichhaltig, er liebt Zucker, Süßwaren in jeder Form, Alkohol und fettiges Essen. Beim Fasten lernt der Bär viel über gesunde Ernährung und profitiert davon, indem er bewusster mit diesem Thema umgeht.

Bären nehmen sehr schnell zu und haben in der Regel mit Übergewicht zu kämpfen, sie sind nie untergewichtig. Fasten ist daher ideal, weil sie auf diese Weise sehr erfolgreich abnehmen können. Schon durch eine Fastenwoche sind bis zu 6 Kilogramm Gewichtsverlust möglich. Einzelne Teilnehmer haben in unserem Fastenwanderzentrum sogar bis zu 11 Kilogramm in einer Woche verloren. Natürlich nicht nur Hüftspeck, sondern auch Wasser, Schlacken und Säuren. Entscheidend ist, dass sich die Teilnehmer während der Fastenwoche hervorragend fühlen und keine Probleme haben.

PROBLEME BEIM BÄREN-TYP

Die Übersäuerungsprobleme beim Bären entstehen durch eine langjährige Stoffwechselüberlastung. Das Körpergewicht ist in der Regel zu hoch, dadurch sind die Gelenke überlastet. Blut und Bindegewebe sind durch saure Schlacken in ihrer Funktion beeinträchtigt. Die Folgen sind erhöhte Blutzuckerwerte, Diabetes und Fettstoffwechselstörungen. Aber auch Muskelprobleme und Atemwegserkrankungen können auftreten. Schon nach nur einer Fastenwoche verbessern sich die Blutwerte, und auch Schmerzen in den Gelenken lassen nach – das hat die Erfahrung immer wieder gezeigt. Ist der Bär im Ungleichgewicht, können weitere Übersäuerungsprobleme in Form von Verschleimungskrankheiten (verstopfte Nasennebenhöhlen, Bronchitis) auftreten, da durch den trägen Stoffwechsel die Entgiftung nicht richtig funktioniert. Außerdem kommt es häufig zu Wasseransammlungen zum Beispiel in den Beinen. Durch das viele Trinken beim Fasten werden die Nieren verstärkt durchgespült und das Lymphsystem und die Gewebe entschlackt. Das tut dem Bären richtig gut. Sein Stoffwechsel kommt wieder auf Touren. Auf der geistigen Ebene fehlen Bären, die sich im Ungleichgewicht befinden, die notwendige Antriebskraft und der Mut, Veränderungen vorzunehmen. Fasten in der Gruppe ist optimal für die Bären, da die Gruppendynamik ihnen hilft, besser durchzuhalten.

Darunter leidet der Bär

Wenn mehrere der folgenden Aussagen auf Sie zutreffen, ist Ihr Stoffwechsel übersäuert und aus dem Gleichgewicht geraten.

- Ich leide an Übergewicht
- Ich habe eine fettige Haut
- Ich fühle mich lustlos und ohne Antrieb, bin etwas depressiv
- Ich habe eine träge Verdauung
- Ich habe Schwellungen am ganzen Körper
- Ich habe geschwollene Füße und Hände
- Ich habe einen hohen Cholesterinspiegel
- Ich habe Bluthochdruck, erhöhten Blutzucker
- Ich habe Asthma oder Heuschnupfen
- Ich kann mich nur schwer aufraffen

Top-Tipp für Bären:
Fasten mit Säften

Na, worauf warten Sie noch? Legen Sie los und starten Sie Ihr individuelles Fastenprogramm. Die oben aufgeführten Störungen als erste Anzeichen einer Übersäuerung können Sie als Bär sehr gut wegfasten.

💡 Großes Fasteninterval –
  eine ganze Woche: Ideal für den gesunden Bären ist das Saftfasten. Doch auch vom Früchtefasten oder Suppenfasten kann er wunderbar profitieren.
💡 Kurze Intervalle:
  5:2 – 5 Tage essen, 2 Tage fasten
  16:8 – 16 Stunden fasten, 8 Stunden essen

Die detaillierte Anleitung für die kurzen Intervalle inklusive Beispieltagen finden Sie ab Seite 91.

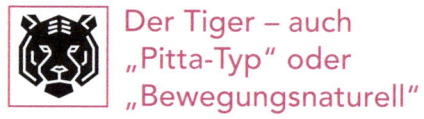

Der Tiger – auch „Pitta-Typ" oder „Bewegungsnaturell"

Wenn wir an einen Tiger denken, sehen wir ein gefährliches, kraftvolles Tier vor uns. Es bewegt sich geschmeidig. Der Tiger muss schnell und gerissen sein, um seine Beute zu erjagen. Dabei verbraucht er viel Energie. Sein Können liegt in der explosiven, schnellen Bewegung. Doch auf der Suche nach etwas Fressbarem durchstreift er auch große Gebiete und legt Strecken von 20-25 Kilometern zurück. Im Gegensatz zu ihrer Haustier-Verwandten schwimmt die Großkatze hervorragend und scheut das Wasser nicht. Sie ist nachtaktiv und schläft am Tag. Das große Raubtier ist in der Regel als Einzelgänger unterwegs. Da es ihm nicht täglich gelingt, Beute zu machen, ernährt er sich eher unregelmäßig. Direkt nach einem „Riss" kann er sich bis zu 40 Kilogramm Fleisch einverleiben. Oft muss er aber tagelang ohne Fressen auskommen. Auch er ist also ein Experte im Intervallfasten, jedoch nicht mit dem Durchhaltevermögen eines Bären. Der Tiger wird von den Elementen Feuer und Erde dominiert. Er ist sehr aktiv, temperamentvoll und leistungsfähig, aber auch leicht erregbar und schnell zu verärgern. Eine Auszeit mit Fasten tut dem Tiger sehr gut, vor allem wenn er das Fasten mit geistigem Fasten verbindet, was man auch als „digital detox" bezeichnet. Dazu gehört es, mindestens eine Woche auf Smartphone, Laptop, TV und Tageszeitung zu verzichten und sich ganz auf seinen Körper, die Entschlackung und die Bewegung zu konzentrieren. Zur Tiger-Gruppe gehören viele Manager oder überhaupt Menschen in Führungspositionen. Für sie ist die seelisch-geistige Entlastung mindestens genau so wichtig wie die Ernährungsumstellung. Sie müssen sich erst einmal daran gewöhnen, nicht rund um die Uhr erreichbar zu sein und ohne ihr Technik-Spielzeug auszukommen. In den ersten zwei Tagen fällt ihnen das Nichtstun oft ausgesprochen schwer. Umso wichtiger ist für sie die Möglichkeit, sich zu bewegen. Damit kompensieren sie vieles. Deshalb kommen sie perfekt mit der Kombination Fasten und Wandern zurecht. Man nennt sie ja auch nicht umsonst „Bewegungsnaturelle".

Merkmale des Tigers

Der Pitta-Typ oder Tiger ist meist ein großer und markanter sportlicher Typ, wenn er ein Mann ist. Tiger-Frauen sind ebenfalls überdurchschnittlich groß und eher athletisch, auch kräftig. Die Haut der Tiger-Typen oder Bewegungsnaturelle ist meist hell, aber gut durchblutet. Die Haare sind oft hell, blond oder rötlich und seidig glänzend.

Der Tiger verspürt einen sehr starken Hunger und hat eine gute, geregelte Verdauung. Auch mit dem Gewicht hat der bewegungsfreudige Pitta-Typ meist keine Probleme.

Der Tiger ist gut durchblutet, sein Wärmehaushalt ist eher überhitzt. Selbst im Winter friert er kaum. Bei ihm hat das Fasten meist auch spürbare Effekte, wobei der Substanzverlust nicht so groß ist wie beim Bären.

Top-Tipp für Tiger:
Fasten mit Früchten plus Wandern
Haben Sie sich hier wiedererkannt? Dann sind Sie ein Tiger oder ein Mischnaturell mit hohem Tiger-anteil und profitieren optimal vom

Früchtefasten – besonders in Kombination mit Wandern. Durch den gut befeuerten Wärmehaushalt ist Ihnen immer warm.

💡 Großes Fasteninterwall – eine ganze Woche: Früchte gleichen Ihr Naturell aus und kühlen Ihren Stoffwechsel. Beim großen Fasteninterwall mit Früchten

PROBLEME BEIM TIGER-TYP

Wenn Tiger in die chronische Übersäuerung geraten, neigen sie zu Gelenkproblemen, Arthrose, Sodbrennen, Hautproblemen und Entzündungen. Ein gelblicher Teint, schlechte Leberwerte, Schlafstörungen und starkes Schwitzen sind erste Symptome einer Säure-Basen-Störung. Vor allem Entzündungen und Magenprobleme in Form von Sodbrennen sind erste Anzeichen einer Pitta-Störung. Auf der geistigen Ebene sind Tiger ungeduldig, schnell gestresst und sehr kritisch, wenn ihr Naturell im Ungleichgewicht ist. Eine Fasten-Auszeit ist genau das Richtige, vor allem, wenn sie genug Möglichkeiten haben, sich zu bewegen.

Darunter leidet der Tiger

Wenn mehrere Aussagen auf Sie zutreffen, ist Ihr Stoffwechsel übersäuert und aus dem Gleichgewicht.

💡 Ich habe im Körper eine Entzündung
💡 Ich habe Probleme mit Sodbrennen
💡 Meine Haut zeigt Rötungen und Ekzeme
💡 Ich habe entzündete Hämorrhoiden
💡 Ich schwitze leicht, besonders nachts
💡 Ich bin oft reizbar und kritisch
💡 Meine Freunde finden mich bisweilen unausstehlich
💡 Ich vertrage derzeit keine scharfen Gewürze
💡 Ich bin immer auf der Überholspur, bin ruhe- und rastlos

können Sie sich an leckerem, sonnengereiftem Obst satt essen und zwar immer dann, wenn Sie ein Hungergefühl verspüren. Achtung: Falls Sie Probleme mit Ihrem Magen-Darm-Trakt haben, sollten Sie auf das Früchtefasten verzichten. In diesem Fall ist das Fasten mit warmen Gemüsesuppen zu empfehlen, um den gereizten Verdauungstrakt zu beruhigen. Denn das Fasten mit Suppen ist unser Fastenjoker und für jedes Naturell geeignet, vor allem bei gesundheitlichen Zipperlein.

- 💡 Kurze Intervalle:
  5:2 oder 6:1 mit Früchten –
  5 Tage essen und 2 Tage fasten
  oder
- 💡 6 Tage essen und 1 Tag fasten
  14:10 mit 3 Mahlzeiten –
  14 Stunden fasten, in 10 Stunden
  3 Mal essen

Die detaillierte Anleitung für die kurzen Intervalle inklusive Beispieltagen finden Sie ab Seite 91.

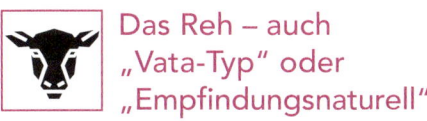

Das Reh – auch „Vata-Typ" oder „Empfindungsnaturell"

Wer häufig im Wald spazieren geht, begegnet öfter einem der scheuen Huftiere. Plötzlich steht es mitten auf dem Weg, erstarrt in seiner Bewegung. Die Augen sind groß und weit aufgerissen. Die Lauscher spielen nervös in alle Richtungen. Die kleinste Bewegung des Spaziergängers löst jetzt die schnelle Flucht des Huftiers aus. Bald ist es mit großen Sätzen verschwunden. Es ist grazil und anmutig, bewegt sich auf schlanken Beinen mit traumwandlerischer Sicherheit durch unwegsames Gelände. Immer ist es auf der Hut. Entsprechend rastlos und wachsam ist es. Es frisst eher kleine Portionen, knabbert mal hier, knabbert mal da. Innerhalb von 24 Stunden benötigt es zwischen acht und elf Äsungsperioden. Jede davon besteht aus den Phasen Finden der Fressstelle, Äsen, Wiederkäuen und dauert etwa zwei Stunden. Das Reh benötigt also viel Zeit, um sich mit Energie zu versorgen. Das liegt auch daran, dass sein Futter nur einen sehr niedrigen Nährwert besitzt.

Rehe oder Empfindungsnaturelle werden von den Elementen Äther und Luft dominiert. Das macht sie sehr sensibel. Reh-Menschen reagieren unmittelbar und empfindlich auf ihre Umwelt. Man denke nur an das scheue und niedliche Bambi-Reh, das von Walt Disney so unvergesslich in Szene gesetzt wurde. Veränderungen bringen Reh-Typen meistens Stress. Begeisterung und Enttäuschung wechseln sich oft ab. Spontane Entscheidungen aus dem Bauch heraus sind typisch für die sprunghaften Rehe. Die Empfindungsnaturelle frieren leicht, deshalb ist es für sie beim Fasten wichtig, ihren Wärmehaushalt zu versorgen. Etwa mit wärmenden Gemüsesuppen. Das Reh startet in der Regel mit einem niedrigen Ausgangsgewicht und sollte beim Fasten nicht zu viel Substanz verlieren, damit es sich wohlfühlt und trotzdem entschlacken kann.

Merkmale des Rehs

Menschen dieses Typs sind meist klein, haben einen leichten Körperbau und ein geringes Gewicht. Frauen sind bei diesem Typ in der Überzahl, doch es gibt auch Reh-Männer.

Empfindungsnaturelle neigen auch oft zur Blässe. Haare und Haut leiden häufig unter Trockenheit. Der Haarwuchs ist fein und zart. Rehe sind kreativ und flexibel, sie besitzen einen wachen Verstand und sind oftmals helfend, künstlerisch oder schöpferisch tätig. Wie kein anderes Naturell brauchen sie eine schöne Umgebung und freundliche Menschen, um sich wohlzufühlen. Für sie ist es besonders hilfreich und motivierend, in einer Gruppe zu fasten. Sie profitieren mehr als die anderen Naturelle vom Gemeinschaftsgefühl, dem Austausch und der Hilfestellung durch einen Fastenleiter.

Das Reh hat einen geringer ausgeprägten Appetit und wenig Probleme mit Übergewicht. Es kommt allerdings auch nicht so gut mit langen Esspausen klar. Sein Verdauungssystem ist sensibel und reagiert empfindlich auf Störungen. Das Reh leidet regelmäßig unter kalten Händen und Füßen und friert ohnehin leicht. Mit warmem und feuchtem Wetter kommt das Vata-Reh gut klar, bei kaltem und trockenem Wetter fühlt es sich unwohl.

PROBLEME BEIM REH-TYP

Der Schwachpunkt des Vata-Rehs ist der Dickdarm, was eine unregelmäßige Verdauung bewirkt. Die Übersäuerung ist bei diesem Typ oft Ausdruck einer langjährigen Magen-Darm-Schwäche. Die basenbildenden Mineralstoffe werden über den Darm unzureichend ins Blut aufgenommen, und das Essen wird im Darm schlecht aufgeschlossen. Die Folge sind Blähungen und Verstopfung als erste Säure-Basen-Störung. Wenn diese Menschen im Ungleichgewicht sind, neigen sie zu Kopfschmerzen und Migräne, aber auch zu Muskelverspannungen, Schwindelgefühlen und schnellem Frieren. Ein nervöser Magen und sehr trockene Haut sind weitere Probleme, mit denen das Reh zu kämpfen hat.

Auf der psychischen Seite belasten Ängste, erhöhte Sensibilität und Ruhelosigkeit das aus dem Gleichgewicht geratene Reh. Ihm fehlt es an der Gelassenheit des Bären. Selbst kleine Ungewissheiten und Probleme bringen es aus dem Lot.

Darunter leidet das Reh

Wenn mehrere Aussagen auf Sie zutreffen, ist Ihr Stoffwechsel übersäuert und aus dem Gleichgewicht.

- Ich habe zurzeit ständig kalte Hände und kalte Füße
- Ich habe relativ häufig Schmerzen
- Ich habe eine trockene Haut
- Ich habe öfter Kopfschmerzen
- Ich habe häufig Blähungen und Verstopfung
- Ich habe zurzeit viele Sorgen und Ängste
- Ich habe Probleme mit dem Rücken und der Wirbelsäule
- Ich schlafe schlecht ein, träume unruhig
- Ich bin momentan wie ein Wirbelwind, finde keine Ruhe

Top-Tipp für Rehe:

Fasten mit Suppen

Kommt Ihnen hier vieles bekannt vor? Dann können Sie sicher sehr von einer Fastenwoche profitieren. Fasten tut Ihnen aber nur dann gut, wenn die Bedingungen stimmen. Achten Sie darauf, dass Sie nicht zu viel Energie verlieren und in die Unterkühlung geraten. Deshalb ist Suppenfasten für das Reh ideal. Auch weil die Kombination aus Kartoffeln und Gemüse mit ihren komplexen Kohlenhydraten keine Unterzuckerung aufkommen lässt. Durch die sanfte Entschlackung mit wärmenden Gemüsesuppen wird die Durchblutung verbessert, und die Haut erhält wieder mehr Glanz und Ausstrahlung.

💡 Großes Fastenintervall –
eine ganze Woche:
Als Reh sollten Sie auch eher in den warmen Monaten von Frühjahr bis Herbst fasten. Sonnenschein unterstützt Ihren Stoffwechsel enorm. Auch das Fasten in der Gruppe ist empfehlenswert. Wenn Sie lieber auf eigene Faust fasten möchten, suchen Sie sich am besten einen Mitstreiter.

Das macht mehr Spaß, und die Motivation ist größer.

💡 Kurze Intervalle:
6:1 mit Suppen – 6 Tage essen,
1 Tag fasten
12:12 – 12 Stunden fasten,
12 Stunden essen

Die detaillierte Anleitung für die kurzen Intervalle inklusive Beispieltagen finden Sie ab Seite 91.

DER TYPENTEST: WELCHE FASTENART IST OPTIMAL FÜR MICH?

Nun haben Sie die drei Typen kennengelernt und sich vielleicht in dem einen oder anderen ein bisschen wiedererkannt. Zur genauen Zuordnung sollten Sie nun den Typentest machen. Er hilft Ihnen, den richtigen Typ und die richtige Fastenart für Sie zu finden. Entscheiden Sie sich für eine Antwort pro Zeile.

	Der Bär 🐻 (Kapha-Typ oder Ernährungsnaturell)	Der Tiger 🐯 (Pitta-Typ oder Bewegungsnaturell)	Das Reh 🦌 (Vata-Typ oder Empfindungsnaturell)
Meine Statur	ich bin eher kräftig, übergewichtig ✓	ich bin eher sportlich, muskulös	ich bin eher schlank und zierlich
Mein Wärme-haushalt	ist ausgeglichen	mir ist meistens warm	ich friere leicht ✓
Mein Appetit	✓ich kann leicht Mahl-zeiten ausfallen lassen, esse aber gerne	ich habe ständig Hunger	ich habe keinen Hun-ger, vergesse sogar manchmal zu essen
Meine Verdauung	✓Ist normal bis träge, ich neige zu Verstop-fung	ist aktiv, ich leide aber manchmal unter Durchfall	ist unregelmäßig, mal so, mal so
Mein Gewicht	✓ich nehme sehr leicht zu	ich kann viel essen und nehme nicht zu	ich neige eher zu Untergewicht
Verdauungs-beschwerden äußern sich in	Völlegefühl, Schwere, Müdigkeit nach dem Essen, Übelkeit	✓Sodbrennen, saurem Aufstoßen	Blähungen, Schmer-zen, Krämpfen
Wenn ich länger als vier Stunden nichts esse	✓macht mir das nichts aus	werde ich hungrig und reizbar	werde ich nervös und bin schnell unterzu-ckert
Essen bedeu-tet für mich	✓Genuss, das Was und Wie sind mir sehr wichtig	Notwendigkeit, Versor-gung mit Energie	Es ist mir nicht so wichtig, ich esse lieber mal so zwischendurch ✓
Vom Wesen her bin ich	ruhig und ausgegli-chen	schnell ungeduldig und kritisch	empfindlich und oft verunsichert
Meine Ge-schmacks-vorlieben	ich mag es deftig, herzhaft, fettig und liebe große Portionen	✓ich bin nicht so wähle-risch, esse aber gerne viel, auch Fast Food	ich bin wählerisch, esse lieber warm und eher kleine Mengen
Gesamtzahl pro Spalte	5	2	2
Mein Fastentyp	Bär	Tiger	Reh
Meine Fastenart	Saftfasten	Früchtefasten	Suppenfasten
Meine Fasten-intervalle	✓ eine Woche 5:2 16:8	eine Woche 5:2 oder 6:1 14:10	eine Woche 6:1 12:12

Auswertung des großen Typentests

Zählen Sie nun, wie viele Kreuzchen Sie in jeder der Spalten gemacht haben. Ist das Ergebnis in einer Spalte deutlich höher, sind Sie ein eindeutiger Bär, Tiger oder Reh. Häufig finden sich jedoch in zwei Spalten annähernd gleich viele Kreuzchen. Dann sind Sie ein Mischtyp. Folgende Konstellationen sind möglich:

Auch Mischtypen sind möglich

- Mischtyp Bär und Reh
  (Kapha-Vata-Naturell –
  Ernährung-Empfindung)

- Mischtyp Bär und Tiger
  (Kapha-Pitta-Naturell –
  Ernährung-Bewegung)

- Mischtyp Tiger und Reh
  (Pitta-Vata-Naturell –
  Bewegung-Empfindung)

Hin und wieder verteilen sich die Punkte auch ziemlich gleichmäßig auf alle drei Spalten, dann sind Sie ein Mischtyp, der Anteile vom Tiger, vom Reh und vom Bären hat. Das kommt jedoch relativ selten vor.

Für jeden Typ die optimale Fastenart

Nun wissen Sie, zu welchem Typ oder zu welcher Mischform Sie gehören. Jedem Typ entsprechen eine bevorzugte Fastenart und die optimalen Fastenintervalle. Erfahrungsgemäß erreichen Sie auf diese Weise die besten Ergebnisse. Doch Sie sollten sich zu nichts zwingen. Hören Sie in sich hinein, folgen Sie Ihrem Gefühl. Möglicherweise sind bei Ihnen noch andere Faktoren im Spiel, die es zu berücksichtigen gilt. Etwa der Zustand, in dem sich Ihr Verdauungstrakt befindet. Fühlen Sie sich angeschlagen, schleppen Sie einen langwierigen Infekt mit sich herum? Haben Sie chronisches Sodbrennen oder Durchfall? In solchen Fällen ist das Suppenfasten in aller Regel am bekömmlichsten. Denn das Fasten mit wärmenden Suppen stärkt und beruhigt die Verdauung.

Es kann auch anders kommen

Auch die Jahreszeit spielt eine Rolle: In den warmen Monaten empfinden viele die kühlenden Fastenarten mit Säften oder Früchten als angenehm. Im Winterhalbjahr ziehen viele

Menschen das Suppenfasten vor. Der Fastentyp kann sich auch im Laufe des Lebens ändern. Wer früher eher ein Tiger war, kann über die Jahre hinweg immer mehr Reh-Anteile ausbilden. Oder das gemütliche Leben macht aus einem Reh früher oder später einen kleinen Bären. Auch die Wechseljahre der Frau, hormonelle Veränderungen, der Abbau von Muskeln und die im Alter schwächere Regenerationsfähigkeit spielen eine Rolle bei der Wahl der optimalen Fastenart. Doch dafür gibt es unseren Fastenjoker, das Suppenfasten, das zu jedem Alter und zu jedem Naturell passt.

Fasten nach Lust und Laune

Und nicht zuletzt: Es soll Ihnen beim Fasten schmecken. Niemand sollte sich zu etwas zwingen, also spielen auch die Sinne, die Vorlieben und der Appetit eine Rolle. Entscheiden Sie also auch nach Lust und folgen Sie Ihrer Intuition: Stellen Sie sich drei gedeckte Tische vor.

- Auf dem ersten sehen Sie eine Karaffe mit frisch gepresstem Saft aus Obst und Gemüse, wie Melone, Möhre, Apfel und etwas Banane für Ihren Morgendrink. Abends bekommen Sie eine heiße Tomatenbrühe mit frischen Kräutern.

- Auf dem zweiten Tisch steht ein großer Teller mit mundgerecht zugeschnittenen Fruchtstücken für Ihr Frühstück – zum Beispiel Mango, Papaya, Trauben, Melonen, Ananas und Bananen. Abends gibt es einen Gemüseteller mit Tomaten, Paprika, Zucchini, Gurken und einem Avocado-Dip.

- Auf dem dritten Tisch finden Sie zwei Suppenteller, einmal eine schmackhafte Hafercremesuppe, die Sie morgens genießen dürfen, und eine leckere Tomatensuppe zum Abendessen.

An welchen Tisch würden Sie sich am liebsten setzen? Welche Fastenspeisen machen Ihnen am meisten Appetit? Wenn Sie gesund sind, dürfen Sie ruhig Ihrer inneren Stimme folgen. Nein, mischen ist nicht erlaubt, Sie müssen sich entscheiden.

Schließlich sollen Sie mit Lust und Laune fasten und locker durchhalten können. Im Folgenden erklären wir Ihnen die drei Fastenarten genauer und sagen, worauf Sie bei der Durchführung zu Hause achten sollten.

DIE DREI FASTENARTEN UND IHRE BASICS – DAMIT SIE DAS BESTE HERAUSHOLEN

Eine Woche Saftfasten – darauf kommt es an

Abwechslung garantiert

Eine Woche lang nur Säfte? Das klingt zunächst sehr spartanisch. Doch das Programm bietet durchaus Abwechslung: Beim Saftfasten werden frisch gepresste Säfte, Kräutertees, basische Gemüsebrühen, heiße Zitrone und stilles Wasser getrunken. Wer einen Hänger hat oder friert, darf natürlich auch mal eine wärmende und sättigende Suppe dazwischenschieben. Das gilt auch, wenn das Wetter so gar nicht mitspielt.

Wer kann gut Saftfasten?

Saftfasten eignet sich als Gesundheitsprophylaxe für Menschen, die sich fit und vital fühlen und eine gute Verdauung haben. Ebenso zur Revitalisierung bei Übersäuerungskrankheiten. Bei Personen mit normalem oder starkem Körperbau und bei Übergewicht sind die Effekte hervorragend. Diese Personen kommen auch meist bestens mit dem Saftfasten klar. Nach der Typeneinteilung handelt es sich dabei in erster Linie um Bären, manchmal auch um Tiger. Diese reine Trinkkur ist für die Bären mit einem langsamen und trägen Stoffwechsel sehr gut geeignet. Die Säfte gleichen den Stoffwechsel aus und fördern die Gewichtsabnahme. Dass die Säfte kühlend wirken, stört die Bären nicht, da sie nicht so leicht frieren. Dasselbe gilt für die Tiger. Der Kreislauf ist bei diesen Naturellen immer stabil, sodass sie beim Fasten auch nur selten unterzuckern, Schwäche oder Energiemangel empfinden.

Für Dünne nicht geeignet

Zarte, schlanke Rehe hingegen haben meist Probleme mit dem Saftfasten, da sie wenig Körpersubstanz mitbringen und leicht frieren. Sie brauchen warme Suppen und eine etwas größere Nahrungsmenge. Die beste Grundvoraussetzung für das Saftfasten bringen also Menschen mit, die gerne ein paar Kilos verlieren möchten und grundsätzlich auch eine längere Zeit auf Essen verzichten können. Ihnen fällt es nicht schwer, tagsüber eine Mahlzeit wegzulassen, sie bekommen dann weder Kreislaufprobleme noch starken Hunger. Für Ernährungsnaturelle (Kapha-Typen) ist reines Saftfasten sehr gut geeignet.

Der Vorteil von reinem Saft

Frisch gepresste Säfte enthalten kaum Faserstoffe. Diese schwer verdaulichen Fasern werden nämlich beim Pressvorgang herausgefiltert. So ist Saft besonders leicht verdaulich, und die Energie gelangt binnen Minuten über den Darm ins Blut. Das ist besonders günstig für Menschen mit einem schwachen Verdauungsapparat. Um rohes Obst und Gemüse im Ganzen zu verarbeiten, benötigt unser Verdauungstrakt dagegen mehrere Stunden. Das kann bei schwacher Verdauungskraft zu Gärungsreaktio-

nen im Darm führen. Die Folge sind Blähungen und Müdigkeit.

Enzyme als Stoffwechsel-Booster

Säfte enthalten viele Enzyme. Diese Substanzen beschleunigen den Stoffwechsel und fördern die Fettverbrennung und die Entschlackung. Ideal wirken Enzyme bei Menschen mit einem langsamen, trägen Stoffwechsel. Es ist empfehlenswert, auch beim Suppenfasten eine kleine Menge frisch gepressten Saft einzuplanen. Denn Enzyme werden beim Kochen zerstört und sind daher in Suppen und allen erhitzten Speisen nicht mehr enthalten. So können auch die anderen Fastentypen ihrem Stoffwechsel mit Fruchtenzymen einen kleinen Kick geben. Etwa 250 Milliliter frisch gepresster Saft pro Tag sind die richtige Menge. Auch beim Früchtefasten ist ein Glas Saft täglich eine gute Ergänzung. Die besten Enzymlieferanten sind Ananas, Papaya und Feigen. Sie strotzen nur so vor eiweißspaltenden Enzymen wie Bromelain, Papain und Ficin. Auch Mango und Kiwi gehören zu den Enzymwundern. Wenn diese Früchte mit etwas Banane kombiniert werden, sind sie bestens bekömmlich, und die Bananen puffern die Säure geschmacklich etwas ab.

Fastenfalle Fertigsäfte

Verwenden Sie beim Fasten keine gekauften Säfte oder Fruchtnektare. Letztere sind stark gesüßt und füllen die Fettzellen, anstatt sie zu leeren. Gekaufte Säfte enthalten außerdem keine oder zu wenig lebendige Enzyme, sodass der entschlackende Effekt nicht einsetzen kann. Säfte aus Flaschen werden zur Haltbarmachung erhitzt. Die Säfte aus dem Rezeptteil in diesem Buch sind dagegen garantiert roh und frisch. Sie enthalten sämtliche Vitalstoffe und Enzyme in voller Wirksamkeit und unterstützen den Fasteneffekt als Fatburner. Um vom gesamten Spektrum der Inhaltsstoffe zu profitieren, sollten Sie die Säfte direkt nach dem Pressen trinken und nicht lange stehen lassen!

Kohlenhydrate fürs Wohlbefinden

Obstsäfte versorgen den Körper zudem mit wertvollen Kohlenhydraten. Dadurch gerät Ihr Stoffwechsel während der Fastenzeit nicht in die Unterzuckerung, Sie fühlen sich leistungsfähig und vital. Gemüsesäfte enthalten zudem viele Aminosäuren, Mineralstoffe, Spurenelemente und Vitamine. Sie sind die Baumeister der Erneuerung unseres Körpers, sorgen für eine schöne, reine Haut, kräftiges Haar und starke Fingernägel.

••••••••••••••••••••

Falls Sie Verdauungsprobleme haben, dann setzen Sie auf frische Gemüsesäfte und verzichten Sie auf den Fruchtzucker, Ihr Darm dankt es Ihnen.

••••••••••••••••

Fazit Saftfasten
Alle Vorteile auf einen Blick:
- leicht verdaulich
- schnelle Energie
- Verdauung wird weitgehend entlastet
- kühlende Wirkung, ideal fürs Sommerfasten
- reich an Enzymen
- Kohlenhydrate helfen beim Durchhalten

Eine Woche Früchtefasten – darauf kommt es an

**Vitamine satt von
Ananas bis Zitrone**

Wenn der Typentest ergeben hat, dass Sie Früchtefasten sollten, ist es natürlich von Vorteil, wenn Sie ein Obst-Fan sind. Anderenfalls können wir Sie dennoch beruhigen: Es gibt nicht nur Äpfel und Birnen, sondern ganz viel Abwechslung, auch in Form von Gemüsefrüchten wie Avocado und Paprika. Ideale Kandidaten sind wasser- und enzymhaltige Obstsorten von A bis Z. Etwa Ananas, Apfel, Aprikose, Banane, Birne, Erdbeere, Feige, Himbeere, Kirsche, Kiwi, Mango, Melone, Orange, Pampelmuse, Papaya, Trauben und Zitrone. Am besten immer sonnengereift. Von diesen paradiesischen Früchten gibt es zweimal täglich einen Teller voll.

**Auch ein Gemüse kann
eine Frucht sein**

Abends dürfen Sie zur Ergänzung „Gemüsefrüchte" schlemmen. Dazu zählen all die Gemüsesorten, deren Frucht aus einer Blüte gewachsen ist: Zum Beispiel Avocado, Gurke, Paprika, Tomate und Zucchini. Jedoch kein Blatt- und Wurzelgemüse. Da diese Gemüsefrüchte leichter verdaulich sind als das rohe Obst, sollten sie bevorzugt abends auf dem Teller liegen. Avocados können Sie pur verzehren, aber auch zu köstlichen Dips verarbeiten, die es zu den Gemüsefrüchten gibt. Die Avocado ist ein Fitnessfood par excellence: Sie ist fett- und eiweißreich, liefert dazu Vitamine und Mineralstoffe. Ihre wertvollen ungesättigten Fettsäuren können vom Körper abgebaut werden und sorgen für eine schöne Haut. Avocado in Verbindung mit vielen frischen Kräutern und etwas Zitronensaft auf dem Teller ergibt die ideale Kombination zur Entschlackung und Fettverbrennung.

**Früchte: Bevorzugte Beute
von Fastentigern**

Tiger fasten besonders effektiv mit Früchten. Sie eignen sich aber auch für Mischtypen wie Tiger-Bär oder etwas fülligere Rehe, die über einen ausgeglichenen Wärmehaushalt verfügen. Auch Bären kommen bestens mit dem Früchtefasten klar, nehmen dabei aber weniger ab als beim Saftfasten. Unterstützt wird das Früchte-fasten durch frisch gepresste Säfte, Gemüsebrühe, Tee und Wasser. Die Säfte sorgen für den Enzym-Extra-kick, um den Entschlackungseffekt zu pushen. Besonderer Vorteil: Beim Früchtefasten darf immer dann ge-gessen werden, wenn der Körper ein Hungersignal sendet.

Vitalstoffreiche Kost

Alle Früchte sind eiweiß- und fettarm (außer Avocado), dafür aber reich an Vitaminen und sekundären Pflan-zenstoffen. Sie können vom Stoff-wechsel komplett verwertet werden. Der Wassergehalt der Obst- und Ge-müsefrüchte beträgt meist mehr als 90 Prozent. So wird die Flüssigkeits-zufuhr weiter verbessert, und die Nieren werden optimal unterstützt. Wichtig: Obst und Gemüsefrüchte sollten reif sein. Nur dann versorgen sie uns mit ihrem vollen Nährstoff-spektrum. Dazu gehören Vitamine, Mineralstoffe und Enzyme. Kaum ein anderes Lebensmittel besitzt eine derart reichhaltige Zusammen-setzung an lebenswichtigen Vital-stoffen. Früchte sind vor allem ideale Lieferanten für den Vitamin-C-Kick.

Vitamin C bringt schon wenige Mi-nuten nach dem Verzehr einen Fri-scheschub in die Drüsen. Es füllt die weißen Immunblutkörperchen und macht sie so widerstands- und leis-tungsfähiger. Und das Beste: Vitamin C ist das Fatburner-Vitamin schlecht-hin. Außerdem sind Früchte reich an Folsäure, Betakarotin und soge-nannten sekundären Pflanzenstoffen wie Anthocyanen und Carotinoiden. Aus Gemüsefrüchten beziehen wir außerdem reichlich Magnesium für gut funktionierende Muskeln. Mag-nesium ist ein unverzichtbarer Mine-ralstoff für Menschen, die fasten und sich bewegen.

Reifeprüfung: Augen auf beim Früchtekauf!

Grundsätzlich sind beim Früchtefas-ten alle Obstfrüchte erlaubt, sie müs-sen jedoch reif sein und möglichst aus biologischem Anbau stammen. Deshalb empfehlen wir, das Früchte-fasten in die Sommermonate zu ver-legen. Dann ist die Auswahl an köst-lichem reifem Obst einfach größer. Im Winter steht uns nur exotische Importware zur Verfügung. Manch-mal ist es schwierig, sie in reifem

Zustand zu bekommen. Im Sommer und Frühherbst hingegen profitieren wir von einem reichhaltigen Angebot an heimischem Obst, das wir mit Ware aus Südeuropa und den Tropen perfekt ergänzen können. Vollreife Früchte sind außerdem leichter verdaulich und enthalten weniger Säure.

Nicht jeder verträgt Früchte

Wichtig ist, Obst und Gemüse richtig zu verdauen, damit die Vitalstoffe vollständig über den Darm ins Blut aufgenommen werden. Wenn Sie nach dem Früchteverzehr Durchfall, starke Blähungen, Völlegefühl oder Krämpfe bekommen, sollten Sie lieber mit warmen Gemüsesuppen oder frischen Säften fasten und Ihre Darmflora auf diese Weise wieder in Ordnung bringen.

Bei gesundheitlichen Problemen ist die gesteigerte Zufuhr von Fruchtsäuren und Fruchtzucker belastend für den Stoffwechsel, da die Stoffe nicht vollständig abgebaut oder ausgeschieden werden. Die vorhandenen Faserstoffe erschweren bei schwachem Darm ebenfalls die Ver-

dauungsarbeit. Hinzu kommt die Säurebelastung durch die Fastensäuren, die dem Körper große Probleme bereiten kann. Aus diesem Grund sollte neben einer sehr gründlichen Entgiftung über Nieren und Darm eine gute Verdauungskraft zur Verarbeitung der Früchte vorhanden sein. Das ist der Fall bei Tigern und Tiger-Mischnaturellen. Sie verfügen meist über einen gesunden Darm mit entsprechend starker Verdauungskraft. Dieses Naturell kann sehr gut eine Woche lang von sonnengereiften Obst- und Gemüsefrüchten leben. Das Früchtefasten ist jedoch ungeeignet für Personen mit massiven Dünndarmproblemen wie Durchfall oder starken Blähungen.

Fazit Früchtefasten
Alle Vorteile auf einen Blick:
- keine Hungergefühle
- genug Energie aus Fruchtzucker
- gute Leistungsfähigkeit
- hoher Genussfaktor
- optimale Versorgung mit Nährstoffen
- kühlende Wirkung, ideal fürs Sommerfasten
- reich an Enzymen

SAISONKALENDER FÜRS FRÜCHTEFASTEN

JANUAR
Birnen: Gesundheits-Plus ➲ Folsäure und Kalium
Kiwis: Gesundheits-Plus ➲ Vitamin C, Kalium und Magnesium

FEBRUAR
Papayas: Gesundheits-Plus ➲ Vitamin C, Betakarotin, Kalium und Papain

MÄRZ
Mangos: Gesundheits-Plus ➲ Vitamin C, Betakarotin

APRIL
Rhabarber: Gesundheits-Plus ➲ Kalium

MAI
Aprikose: Gesundheits-Plus ➲ Betakarotin, Ballaststoffe, Niacin, Pantothensäure
Blutorangen: Gesundheits-Plus ➲ Anthocyane und ätherische Öle

JUNI
Erdbeeren: Gesundheits-Plus ➲ Vitamin C und Folsäure
Süßkirschen (bitte auf Bio-Ware achten!): Gesundheits-Plus ➲ Folsäure, Anthocyane

JULI
Himbeeren: Gesundheits-Plus ➲ Folsäure, sekundäre Pflanzenstoffe
Schwarze Johannisbeeren: Gesundheits-Plus ➲ Vitamin C, Anthocyane

AUGUST
Heidelbeeren: Gesundheits-Plus ➲ Anthocyane und Vitamin C
Brombeeren: Gesundheits-Plus ➲ Betakarotin, Anthocyane

SEPTEMBER
Cox Orange: Gesundheits-Plus ➲ Vitamin C und Ballaststoffe
Zwetschgen: Gesundheits-Plus ➲ Betakarotin, Magnesium und Kalium

OKTOBER
Frische Feigen: Gesundheits-Plus ➲ Ballaststoffe, leicht verdaulicher Fruchtzucker
Weintrauben: Gesundheits-Plus ➲ Magnesium, Folsäure, Resveratrol

NOVEMBER
Boskopäpfel: Gesundheits-Plus ➲ Vitamin C, Kalium und Ballaststoffe

DEZEMBER
Mandarinen: Gesundheits-Plus ➲ Vitamin C, Betakarotin und Kalium

Eine Woche Suppenfasten – darauf kommt es an

Der Allrounder: Immer eine warme Suppe!

Fasten ohne Hungern – hier gibt es richtig was zu essen. Und vor allem, es gibt was Warmes. Diese Fastenart empfehlen wir allen, die beim Test herausgefunden haben, dass sie hohe Reh-Typ-Anteile haben. Auch das Suppenfasten befreit den Körper auf sanfte und schonende Art und Weise von seinen Fettreserven, Schlacken und Giften. Während beim reinen Saftfasten nur klare Gemüsebrühen und frische Säfte konsumiert werden, verwöhnt das Suppenfasten morgens mit schmackhafter Hafercremesuppe oder einer erfrischenden Fruchtsuppe. Im Laufe des Tages gibt es leckere Gemüsesuppen. Wichtig dabei: Die Suppen werden schonend gekocht und warm verzehrt. So entlasten sie den gesamten Darm. Dabei verbessern die in Olivenöl angeschwitzten Zwiebeln die Durchblutung und sorgen mit ihrem Kaliumgehalt für einen besseren Abtransport von Schlacken aus dem Gewebe. Zwiebeln wirken außerdem antibakteriell und bekämpfen so Entzündungen. Abgerundet werden die köstlichen Suppen mit vielen frischen Kräutern. Kräuter sind extrem basisch, bereichern die Suppen und sorgen für einen guten Geschmack. Mit ihrer Kombination aus wenig Kartoffeln und viel Gemüse entsäuern unsere Fatburner-Fastensuppen den Stoffwechsel optimal, machen satt und fördern die Fettverbrennung. Die Suppen stecken voller Mineralstoffe und Spurenelemente.

Rehe lieben Suppe

Das Suppenfasten eignet sich besonders für Reh-Typen, die mit ihrer ohnehin schlanken Statur beim Fasten nicht zu viel Substanz verlieren sollten. Aber auch für ältere und empfindliche Vertreter der anderen beiden Typen ist das Suppenfasten geeignet. Darüber hinaus ist das Suppenfasten die beste Lösung für Menschen mit starken Magen-Darm-Problemen, Personen mit schwachem Immunsystem, nach Operationen und längerer Medikamenteneinnahme. Das Suppenfasten ist eine schonende, aber auch sehr effektive Möglichkeit der Entgiftung. Gleichzeitig wird der Stoffwechsel regelmäßig mit Energie versorgt. So kommt es weder zur Unterzuckerung noch zu Kreislaufproblemen.

Mineralstoffe verbessern den Fasteneffekt

Fastensuppen sind ideal, weil sie mit ihrem hohen Kaliumgehalt den Stoffwechsel entschlacken. Kalium ist reichlich in Kartoffeln und Gemüse enthalten, es wirkt entwässernd und harntreibend und fördert so alle reinigenden und entgiftenden Funktionen. Die Suppen sollten sparsam gesalzen werden, damit alle überschüssigen Salze und Säuren aus dem Körper ausgeschieden werden können. Wichtig beim Einkauf für die Fastensuppen: Gemüse und Zutaten aus biologischem Anbau bevorzugen (vor allem bei Kräutern) und generell auf gute Qualität achten. Alle Rezepte sollten schonend zubereitet, nicht zu stark erhitzt und nicht zu lange gekocht werden, damit die Vitalstoffe bestmöglich erhalten bleiben.

Wärmend und wohltuend

Die warmen Suppen und die leicht aufzunehmenden Kohlenhydrate aus Kartoffeln und Gemüse fördern die

> Die Haut ist ein wichtiges Organ beim Reh. Sie ist empfindsam und möchte berührt werden. Planen Sie in Ihrer Fastenwoche daher wohltuende Massagen ein. Lassen Sie sich mal so richtig verwöhnen. Zum Beispiel mit einer Ganzkörper-Öl-Massage am Anfang und am Ende der Fastenwoche.

Wärmebildung. Vor allem Reh-Menschen, die oftmals kalte Füße und kalte Hände haben, werden durch diese Fastenart optimal reguliert. Grundsätzlich sollte beim Fasten darauf geachtet werden, dass der Wärmehaushalt nicht zu stark gestört wird. Menschen, die während der Fastenzeit permanent frieren, können nicht effektiv entgiften. Der Stoffwechsel benötigt immer circa 37 °C Körpertemperatur, um seine einzelnen Abläufe optimal zu regulieren. Unterstützt werden sollte das Fasten deshalb durch andere erwärmende Maßnahmen wie Fußbäder, Sauna und warme Kleidung. Das gilt natürlich erst recht, wenn im Winterhalbjahr gefastet wird.

Nach über 20 Jahren Erfahrung mit dem Suppenfasten gibt es die Ralf-Moll-Fastensuppen nun auch im Glas, selbstverständlich bio, vegan, glutenfrei, cremig, nährstoffbilanziert, kalorienreduziert und superlecker. Unser Motto lautet: „Löffel dich leicht". Mit diesen Fastensuppen haben Sie im hektischen Alltag ein hochwertiges Produkt, frisch gekocht wie von Großmuttern, das sofort verzehrt werden kann. Lästiges Einkaufen und Zubereiten der Speisen entfällt, Sie müssen die Fastensuppen nur erwärmen. Sie können diese Zeit für die Entspannung oder Ihr Sportprogramm nutzen. Natürlich sind die Fastensuppen auch für Intervallfastentage als reine Suppentage optimal geeignet. Weitere Info auf suppenfasten.de

Joker Suppenfasten

Das Suppenfasten ist im Grunde für jedes Naturell gut geeignet. Wir bezeichnen es daher auch gern als „Fasten-Joker", der jeden übersäuerten Stoffwechsel wieder ins Gleichgewicht bringt. Falls Sie zum ersten Mal fasten, starten Sie am besten mit dem Suppenfasten, Sie fühlen sich nach einer Woche intensiv entschlackt, vital und voller Power. Vor allem für Rehe (Empfindungsnaturelle oder Vata-Typen) und Menschen mit gesundheitlichen Problemen ist das Suppenfasten sehr gut geeignet. Die Gewichtsabnahme ist auch hier garantiert, da die Gemüsesuppen kalorienreduziert sind.

Fazit Suppenfasten
Alle Vorteile auf einen Blick

- sehr bekömmlich
- für alle Menschen geeignet
- wenig Substanzverlust
- auch bei Vorerkrankungen empfehlenswert
- wärmende Wirkung, ideal fürs Winterfasten
- reich an Mineralstoffen und Spurenelementen
- kein Hunger, viel Energie
- ausgleichende Wirkung auf das Verdauungssystem

JETZT GEHT'S LOS: MIT LILLI IN DIE FASTENWOCHE

VORBEREITUNG UND FASTENART FESTLEGEN

Am Beispiel von Lilli, einer jungen Frau, die zu dick ist und sich in ihrem Körper unwohl fühlt, werden wir in diesem Kapitel zeigen, was alles zu einer Fastenkur gehört. Lilli möchte unbedingt abnehmen und wieder fitter werden. Ihr erster Schritt dazu: Sie entscheidet sich für das große Fastenintervall und möchte eine ganze Woche individuell fasten. Lilli ist hochmotiviert und wild entschlossen, alle Tipps, die zum Erfolg der Fastenwoche beitragen, zu befolgen.

Schluss mit lustig: Lilli macht ernst!

Lilli geht es wie rund 40 Millionen Deutschen. Sie hat mit Übergewicht zu kämpfen, fühlt sich energielos und müde. Ihre weiten Kleider können das Problem nicht mehr kaschieren. Jetzt ist Schluss mit Currywurst, Pommes und Schokolade!

Fasten oder Medikamente

Auslöser für Lillis Entschluss, zu fasten, war der Besuch bei ihrem Hausarzt. Neben dem Gewicht war auch der Blutdruck zu hoch, der Cholesterinspiegel im Grenzbereich, und die Warnung ihres Hausarztes klang auch nicht gerade ermutigend: „Wenn Sie Ihre Ernährung nicht umstellen und abnehmen, laufen Sie Gefahr, dauerhaft Medikamente einnehmen zu müssen." Das hätte mir gerade noch gefehlt, dachte Lilli, schließlich hatte schon ihre Mutter jahrelang Tabletten gegen Bluthochdruck gebraucht.

„Außerdem sollten Sie regelmäßig Sport treiben", sagte der Arzt, „denn nur wenn Sie Ihre Muskulatur trainieren, können Sie Fett verbrennen. Ohne zusätzliche Bewegung besteht nämlich die Gefahr, dass Ihr Gewicht nach einer Diät wieder hochschnellt. Das wäre dann der berüchtigte Jo-Jo-Effekt, der für viele Übergewichtige zum lebenslangen Begleiter wird." Der Hausarzt sah Lillis bekümmerte Miene und lächelte aufmunternd. „Legen Sie doch mal eine Fastenwoche ein", empfahl er „und nutzen Sie diese Auszeit als Chance, Ihre Ernährung langfristig zu verändern."

↳ **Tipp:** Von reinem Tee-Wasser-Fasten ist abzuraten! Der Grund: Säuren, die aus dem Stoffwechsel frei werden, können auf diese Weise nicht ausreichend neutralisiert und ausgeschieden werden. Sanft entschlacken mit Suppen, Früchten oder frischen Säften ist effektiver und gesünder als reines Tee-Wasser-Fasten.

Welches Naturell bin ich?

Eine Veränderung muss her. Aber wie soll sie den Einstieg schaffen, fragt sich Lilli. Wo sie doch leidenschaftlich gerne süße Sachen nascht. Sie hat es schon mit vielen Diäten versucht. Doch der Erfolg hatte sich stets in Grenzen gehalten. Den richtigen Weg hat sie bisher noch nicht gefunden. Lilli weiß nur zu gut, was ihr Hausarzt mit dem Jo-Jo-Effekt gemeint hatte.

Wie es der Zufall will, meldet sich kurz nach dem Arztbesuch Lillis beste Freundin. Petra macht den Vorschlag, gemeinsam typgerecht zu fasten. Sie hatte davon gehört und war neugierig geworden. Man unterscheidet je nach Konstitution und Verdauungskraft drei Typen: Den Bären, den Tiger und das Reh. Diese Typen fasten entweder mit leckeren Früchten, warmen Suppen oder frischen Säften. Lilli macht sogleich den dazugehörigen Test, denn sie ist gespannt, welcher Fastentyp sie ist. Zum Glück stellt sich dabei heraus, dass sie ein Mischtyp zwischen Tiger und Bär ist und somit für das Früchtefasten geeignet. Süße Früchte verspeisen, sich dabei sogar satt essen dürfen und trotzdem abnehmen, mit dieser Aussicht kann sie sich sofort anfreunden. Lilli freut sich auf das sanfte Entschlacken mit Früchten. Ihrer Konstitution entsprechend hat sie einen starken Magen-Darm-Trakt. Neben besseren Blutwerten will Lilli vor allen Dingen Gewicht verlieren und ihre unreine Haut kurieren. Außerdem stört sie die Cellulite an den Oberschenkeln schon seit Jahren.

Petra: Kältetypen brauchen Wärme

Lillis Freundin Petra ist anders, eher ein Kältetyp, mit schwacher Magen-Darm-Konstitution. Sie ist immer etwas blass und hat besonders im Winter schnell kalte Hände und Füße. Unter Stress kriegt sie häufig Kopf- oder Magenschmerzen, wenn sie tagsüber Mahlzeiten ausfallen lässt, bekommt sie Kreislaufprobleme und unterzuckert sehr schnell. Ihr Blutdruck ist immer eher niedrig, nach Süßigkeiten und Obstverzehr treten Blähungen auf.

Petra verfügt bereits über einige Erfahrungen mit dem Fasten. Ein Mal pro Jahr legt sie eine Fastenwoche ein. Seit sie regelmäßig fastet, fühlt sie sich fitter und belastbarer. Dennoch ist es ihr bisher nicht leichtgefallen, diese Woche durchzuhalten. Denn es machten sich stets Beschwerden bemerkbar, die ihr das Fasten zu verleiden drohten. Am zweiten Tag hatte sie Kreislaufprobleme, litt unter Unterzuckerung und Kopfschmerzen. Außerdem fror sie am ganzen Körper. Da es ihrem Darm jedoch nach der Kur viel besser ging und auch die Kopfschmerzen seltener auftraten, hielt Petra durch und war am Ende sehr froh darüber.

Wie wir wissen, dient das Fasten nicht nur unserer Gesundheit, sondern soll auch Spaß machen und eine entspannte Auszeit sein. Petra hat gehört, dass dazu vor allem die richtige Fastenart für jeden Einzelnen gefunden werden muss. Deshalb möchte sie das individuelle Fasten ausprobieren. Auch Petra macht daher den Test. Das Ergebnis: Petra ist ein Reh. Für sie ist das Suppenfasten die passende Variante. Reines Saftfasten mit Gemüsebrühe und Säften würde bei ihr nicht ausreichen, um ihren Stoffwechsel, ihre Verdauung und ihren Wärmehaushalt auszugleichen. Die Kombination von Kartoffeln und Gemüse in den Suppen sorgt hingegen für einen konstanten Blutzuckerspiegel und einen stabilen Kreislauf. Die Gemüsesuppen mit wärmenden Gewürzen wie Ingwer, Kurkuma, Kardamom und schwarzer Pfeffer wärmen regelrecht von innen. So fühlt sich Petra über die gesamte Fastenzeit sehr gut. Die vorher üblichen Fastenbeschwerden bleiben aus.

DIE TYPGERECHTE FASTENWOCHE – DER GENAUE ABLAUF BEIM GROSSEN INTERVALL

Eine Woche individuell zu fasten bedeutet auch, sich ganz entspannt auf die neuen Körperreaktionen einzustellen. Zu Ihrer eigenen Orientierung werden Sie nun am Beispiel von Lilli durch die Fastenwoche geführt. Alle Infos zu den unterstützenden Maßnahmen von der Bürstenmassage bis zur Chlorella-Alge und zum Leberwickel finden Sie im Kapitel „Die besten Extras für die Fastenwoche von A-Z" (ab Seite 144). Mit Lilli lernen Sie jetzt Schritt für Schritt den Ablauf kennen. Aufgrund ihres Mischnaturells aus Tiger und Bär führt Lilli ihre individuelle Fastenwoche mit Früchten durch. Bei Ihnen mag das anders sein. Welche Fastenart zu Ihnen passt, haben Sie ja schon mithilfe unseres Tests auf Seite 48 ermittelt. Bei den Tagesabläufen für das Saftfasten und das Suppenfasten ändert sich dann jeweils nur die Ernährung. Die Tagesrituale bleiben unverändert.

Das große Fastenintervall: So ist Ihre 10-tägige Fastenauszeit aufgebaut

- 💡 Zwei Entlastungstage zur Umstellung auf die Fastentage
- 💡 Sechs Fastentage mit genauen Anleitungen zu Ablauf und Ernährung
- 💡 Zwei Aufbautage zum Abfasten und Umstellen auf die Alltagskost

Auf den folgenden Seiten finden Sie im Überblick drei Beispiele für die typgerechten Fastenwochen, an denen Sie sich orientieren können.

Die Saftfastenwoche auf einen Blick

	1. Entlastungstag	2. Entlastungstag	1. Fastentag	2. Fastentag
Motto des Tages			Entgiftung	Darmreinigung
Nach dem Aufstehen	Wasser trinken Trockenbürsten Wechseldusche	Wasser trinken Trockenbürsten Wechseldusche	Zunge reinigen Wasser trinken Öl-Zieh-Kur Trockenbürsten Einlauf Wechseldusche	Zunge reinigen Wasser trinken Öl-Zieh-Kur Trockenbürsten Wechseldusche
Frühstück	Tonerde einnehmen Müsli Vollwertbrot oder Früchteteller	Tonerde einnehmen Müsli, Vollwertbrot oder Früchteteller	Tonerde einnehmen Heiße Zitrone Kräutertee Basentee	Tonerde einnehmen, Heiße Zitrone evtl. mit Honig, Wasser, Basentee
Vormittags Bewegung, die Spaß macht	Ausgedehnter Spaziergang (1 bis 2 Stunden)	Ausgedehnter Spaziergang (1 bis 2 Stunden)	Intervall-Jogging (3-mal 10 Minuten joggen und 5 Minuten gehen)	Spaziergang (40 bis 60 Minuten mit zügigem Gehen), Zitronenschnitze lutschen in den Pausen
Mittags Während der Fastentage: 250 ml frisch gepresster Saft	Kartoffeln mit Avocado-Dip und gemischtem Salat	Kartoffeln mit Avocado-Dip und gemischtem Salat	Cleaning red	Cleaning light
Nachmittags	Brottrunk trinken Leberwickel Mittagsruhe	Brottrunk trinken Leberwickel Mittagsruhe	Brottrunk trinken Leberwickel Mittagsruhe	Brottrunk trinken Leberwickel Mittagsruhe
Zwischenmahlzeit bis zu 250 ml frisch gepresster Saft	Obst, Vollwertbrot	Obst, Vollwertbrot	Gute-Laune-Saft	Leberreinigungssaft
Den ganzen Tag über Getränke zum Entschlacken	Wasser ohne Kohlensäure Kräutertee	Wasser ohne Kohlensäure Kräutertee	Wasser ohne Kohlensäure Nierentee	Wasser Hagebuttentee Rosmarintee Grüner Tee
Abends	Mediterraner Gemüseteller, Vollwertbrot, Salat, Curry-Ananas-Dip; 3 Chlorella-Presslinge	Gedünstetes Gemüse, Salat 3 Chlorella-Presslinge Basentee	Spargelbrühe 3 Chlorella-Presslinge	Selleriebrühe 3 Chlorella-Presslinge
Besonderheit	Kein Kaffee, kein Alkohol; 3 Liter Wasser oder Tee, Speisen sparsam salzen	Die Menge an Nahrung reduzieren, viel trinken basisches Bad	Haben Sie 3 Liter getrunken? Dies ist jeden Tag notwendig!	Kreislauf stabil halten, sonst Honig, bewegen, Rosmarintee

3. Fastentag	4. Fastentag	5. Fastentag	6. Fastentag	1. Aufbautag	2. Aufbautag
Stärkung des Immunsystems	Fatburner-Enzymtag	Blutreinigung	Schönheit für Haut, Haare und Nägel		
Zunge reinigen Wasser trinken Öl-Zieh-Kur Trockenbürsten Einlauf Wechseldusche	Zunge reinigen Wasser trinken Öl-Zieh-Kur Trockenbürsten Wechseldusche	Zunge reinigen Wasser trinken Öl-Zieh-Kur Trockenbürsten Einlauf Wechseldusche	Zunge reinigen Wasser trinken Öl-Zieh-Kur Trockenbürsten Wechseldusche	Zunge reinigen Wasser trinken Öl-Zieh-Kur Trockenbürsten Wechseldusche	Zunge reinigen Wasser trinken Öl-Zieh-Kur Trockenbürsten Wechseldusche
Tonerde einnehmen Heiße Zitrone Kräutertee Wasser	Tonerde einnehmen Heiße Zitrone Basentee Wasser	Tonerde einnehmen Heiße Zitrone Basischer Kräutertee, Wasser	Tonerde einnehmen Heiße Zitrone Basentee	Wasser Kräutertee	Dinkelbrot mit Honig oder ungezuckertem Fruchtaufstrich
Ausgedehnter Spaziergang (90 Minuten) Zitronenschnitze lutschen in den Pausen	Intervall-Walking (4-mal 10 Minuten schnell, 5 Minuten langsam walken)	Radfahren (90 Minuten), alternativ ausgedehnter Spaziergang mit zügigem Gehen	Jogging (30 Minuten)		
Früchtepower	Fatburner-Cocktail	Herz-Fitmacher	Finestar	1 reifer Apfel	Pellkartoffeln mit gedünstetem Gemüse und gemischtem Salat
Brottrunk trinken Leberwickel Mittagsruhe Ganzkörper-Ölmassage	Brottrunk trinken Leberwickel Mittagsruhe Wellness-Massage	Brottrunk trinken Leberwickel Mittagsruhe Sauna	Brottrunk trinken Leberwickel Mittagsruhe		
Traubensaft	Fett-weg-Drink	Fitmacher	Lymphreinigungssaft		Apfel oder Birne
Wasser ohne Kohlensäure Basentee	Wasser ohne Kohlensäure Basentee	Wasser ohne Kohlensäure Rotbuschtee	Wasser ohne Kohlensäure Basentee	Wasser ohne Kohlensäure Basentee	Wasser ohne Kohlensäure Basentee
Tomatenbrühe 3 Chlorella-Presslinge	Fenchelbrühe 3 Chlorella-Presslinge	Paprikabrühe 3 Chlorella-Presslinge	Basische Gemüsebrühe 3 Chlorella-Presslinge	Sesam- oder Pellkartoffeln mit Gemüse und Curry-Ananas-Dip	Rohkostteller, gedünstetes Gemüse oder Pellkartoffeln mit Avocado-Dip
Ganzkörper-Ölmassage zum Relaxen und gegen schwere Beine	Warmes Fußbad am Abend zur Entsäuerung und Entspannung	Sauna zum Relaxen, 4 Liter am Saunatag trinken	Wie fühle ich mich? Soll ich weiter fasten?	Verzichten auf fette Speisen, tierische Fette, tierisches Eiweiß, Alkohol, Kaffee	

Die Früchtefastenwoche auf einen Blick

	1. Entlastungstag	2. Entlastungstag	1. Fastentag	2. Fastentag
Motto des Tages			Entgiftung	Darmreinigung
Nach dem Aufstehen	Wasser trinken Trockenbürsten Wechseldusche	Wasser trinken Trockenbürsten Wechseldusche	Zunge reinigen Wasser trinken Öl-Zieh-Kur Trockenbürsten Einlauf Wechseldusche	Zunge reinigen Wasser trinken Öl-Zieh-Kur Trockenbürsten Wechseldusche
Frühstück	Tonerde einnehmen Müsli, Vollwertbrot oder Früchteteller	Tonerde einnehmen Müsli, Vollwertbrot oder Früchteteller	Tonerde einnehmen, Kräutertee, Früchteteller	Tonerde einnehmen Exotischer Enzym-Früchteteller
Vormittags Bewegung, die Spaß macht	Ausgedehnter Spaziergang (1 bis 2 Stunden)	Ausgedehnter Spaziergang (1 bis 2 Stunden)	Intervall-Jogging (3-mal 10 Minuten joggen und 5 Minuten gehen)	Spaziergang (40 bis 60 Minuten mit zügigem Gehen)
Mittags	Kartoffeln mit Avocado-Dip und gemischtem Salat	Kartoffeln mit Avocado-Dip und gemischtem Salat	Obstteller (Nektarine, Erdbeeren, Banane, Zitronensaft)	Obstsalat mit Früchtesauce
Nachmittags	Brottrunk trinken Leberwickel Mittagsruhe	Brottrunk trinken Leberwickel Mittagsruhe	Brottrunk trinken Leberwickel Mittagsruhe	Brottrunk trinken Leberwickel Mittagsruhe
Zwischenmahlzeit	Obst, Vollwertbrot	Obst, Vollwertbrot	Cleaning red	Cleaning light
Den ganzen Tag über Getränke zum Entschlacken	Wasser ohne Kohlensäure Kräutertee	Wasser ohne Kohlensäure Kräutertee	Wasser ohne Kohlensäure Nierentee	Wasser Hagebuttentee Rosmarintee Grüner Tee
Abends	Mediterraner Gemüseteller, Vollwertbrot, Salat, Curry-Ananas-Dip; 3 Chlorella-Presslinge	Gedünstetes Gemüse, Salat 3 Chlorella-Presslinge Basentee	Gemüseteller mit Möhren-Knoblauch-Dip 3 Chlorella-Presslinge	Gemüsefrüchte mit Avocado-Kartoffel-Gemüse-Dip 3 Chlorella-Presslinge
Besonderheit	Kein Kaffee, kein Alkohol; 3 Liter Wasser oder Tee, Speisen sparsam salzen	Die Menge an Nahrung reduzieren viel trinken basisches Bad	Haben Sie 3 Liter getrunken? Dies ist jeden Tag notwendig!	Kreislauf stabil halten, sonst Honig, bewegen, Rosmarintee

3. Fastentag	4. Fastentag	5. Fastentag	6. Fastentag	1. Aufbautag	2. Aufbautag
Stärkung des Immunsystems	Fatburner-Enzymtag	Blutreinigung	Schönheit für Haut, Haare und Nägel		
Zunge reinigen Wasser trinken Öl-Zieh-Kur Trockenbürsten Einlauf Wechseldusche	Zunge reinigen Wasser trinken Öl-Zieh-Kur Trockenbürsten Wechseldusche	Zunge reinigen Wasser trinken Öl-Zieh-Kur Trockenbürsten Einlauf Wechseldusche	Zunge reinigen Wasser trinken Öl-Zieh-Kur Trockenbürsten Wechseldusche	Zunge reinigen Wasser trinken Öl-Zieh-Kur Trockenbürsten Wechseldusche	Zunge reinigen Wasser trinken Öl-Zieh-Kur Trockenbürsten Wechseldusche
Tonerde einnehmen Exotisches Früchte-carpaccio	Tonerde einnehmen Enzymfrüchte z. B. Mango, Papaya, Ananas	Tonerde einnehmen Früchteteller	Tonerde einnehmen Früchteteller	Flockenmüsli mit Haferflocken und Mandelmilch	Dinkelbrot mit Honig oder ungezuckertem Fruchtaufstrich
Ausgedehnter Spaziergang (90 Minuten)	Intervall-Walking (4-mal 10 Minuten schnell, 5 Minuten langsam walken)	Radfahren (90 Minuten), alternativ ausgedehnter Spaziergang mit zügigem Gehen	Jogging (30 Minuten Waldlauf)		
Mango mit Beerenallerlei	Enzymfrüchte, vor allem Melonen (neben Ananas und Kiwi)	Melonenteller mit Banane und Beeren, Aprikosensorbet	Mango-Orangensorbet	Mediterraner Gemüseteller	Pellkartoffeln mit gedünstetem Gemüse und gemischtem Salat
Brottrunk trinken Leberwickel Mittagsruhe, Ganzkörper-Ölmassage	Brottrunk trinken Leberwickel Mittagsruhe Wellness-Massage	Brottrunk trinken Leberwickel Mittagsruhe Sauna	Brottrunk trinken Leberwickel Mittagsruhe		
Früchtepower	Fatburner-Cocktail	Herz-Fitmacher	Finestar		Apfel oder Birne
Wasser ohne Kohlensäure Goldrutentee	Wasser ohne Kohlensäure Basentee	Wasser ohne Kohlensäure Rotbuschtee	Wasser ohne Kohlensäure Kräutertee	Wasser ohne Kohlensäure Kräutertee	Wasser ohne Kohlensäure Kräutertee
Rohe Paprikaschote mit Avocado-Tomaten-Paprika-Dip 3 Chlorella-Presslinge	Enzymfrüchte nach Belieben 3 Chlorella-Presslinge	Gemüsefrüchte mit Rote-Bete-Meerrettich-Dip 3 Chlorella-Presslinge	Gemüsefrüchte mit Brokkoli-Pesto 3 Chlorella-Presslinge	Mediterraner Gemüseteller	Rohkostteller, gedünstetes Gemüse oder Pellkartoffeln mit Avocado-Dip
Ganzkörper-Ölmassage zum Relaxen und gegen schwere Beine	Warmes Fußbad am Abend zur Entsäuerung und Entspannung	Sauna zum Relaxen, 4 Liter am Saunatag trinken	Wie fühle ich mich? Soll ich weiterfasten?	Verzichten auf fette Speisen, tierische Fette, tierisches Eiweiß, Alkohol, Kaffee	

Die Suppenfastenwoche auf einen Blick

	1. Entlastungstag	2. Entlastungstag	1. Fastentag	2. Fastentag
Motto des Tages			Entgiftung	Darmreinigung
Nach dem Aufstehen	Wasser trinken Trockenbürsten Wechseldusche	Wasser trinken Trockenbürsten Wechseldusche	Zunge reinigen Wasser trinken Öl-Zieh-Kur Trockenbürsten Einlauf Wechseldusche	Zunge reinigen Wasser trinken Öl-Zieh-Kur Trockenbürsten Wechseldusche
Frühstück	Tonerde einnehmen, Müsli, Vollwertbrot oder Früchteteller	Tonerde einnehmen, Müsli, Vollwertbrot oder Früchteteller	Tonerde einnehmen Hafercremesuppe	Tonerde einnehmen Sommerliche Fruchtsuppe
Vormittags **Bewegung, die Spaß macht**	Ausgedehnter Spaziergang (1 bis 2 Stunden)	Ausgedehnter Spaziergang (1 bis 2 Stunden)	Intervall-Jogging (3 mal 10 Minuten joggen und 5 Minuten gehen)	Spaziergang (40 bis 60 Minuten mit zügigem Gehen)
Mittags	Kartoffeln mit Avocado-Dip und gemischtem Salat	Kartoffeln mit Avocado-Dip und gemischtem Salat	Chinakohl-Kräuter-Süppchen	Ananas-Kichererbsen-Suppe
Nachmittags	Brottrunk trinken Leberwickel Mittagsruhe	Brottrunk trinken Leberwickel Mittagsruhe	Brottrunk trinken Leberwickel Mittagsruhe	Brottrunk trinken Leberwickel Mittagsruhe
Zwischenmahlzeit	Obst, Vollwertbrot	Obst, Vollwertbrot	Cleaning red	Cleaning light
Den ganzen Tag über **Getränke zum Entschlacken**	Wasser ohne Kohlensäure Kräutertee	Wasser ohne Kohlensäure Kräutertee	Wasser ohne Kohlensäure Nierentee	Wasser Hagebuttentee Rosmarintee Grüner Tee
Abends	Mediterraner Gemüseteller, Vollwertbrot, Salat, Curry-Ananas-Dip; 3 Chlorella-Presslinge	Gedünstetes Gemüse, Salat 3 Chlorella-Presslinge Basentee	Pastinaken-Kürbis-Suppe 3 Chlorella-Presslinge	Kartoffelsuppe mit Mangold 3 Chlorella-Presslinge
Besonderheit	Kein Kaffee, kein Alkohol; 3 Liter Wasser oder Tee, Speisen sparsam salzen	Die Menge an Nahrung reduzieren viel trinken basisches Bad	Haben Sie 3 Liter getrunken? Dies ist jeden Tag notwendig!	Kreislauf stabil halten, sonst Honig, bewegen, Rosmarintee

3. Fastentag	4. Fastentag	5. Fastentag	6. Fastentag	1. Aufbautag	2. Aufbautag
Stärkung des Immunsystems	Fatburner-Enzymtag	Blutreinigung	Schönheit für Haut, Haare und Nägel		
Zunge reinigen Wasser trinken Öl-Zieh-Kur Trockenbürsten Einlauf Wechseldusche	Zunge reinigen Wasser trinken Öl-Zieh-Kur Trockenbürsten Wechseldusche	Zunge reinigen Wasser trinken Öl-Zieh-Kur Trockenbürsten Einlauf Wechseldusche	Zunge reinigen Wasser trinken Öl-Zieh-Kur Trockenbürsten Wechseldusche	Zunge reinigen Wasser trinken Öl-Zieh-Kur Trockenbürsten Wechseldusche	Zunge reinigen Wasser trinken Öl-Zieh-Kur Trockenbürsten Wechseldusche
Tonerde einnehmen Hafercreme-suppe	Tonerde einnehmen Sommerliche Fruchtsuppe	Tonerde einnehmen Hafercreme-suppe	Tonerde einnehmen Sommerliche Fruchtsuppe	Hafercremesuppe	Dinkelbrot mit Honig oder ungezuckertem Fruchtaufstrich
Ausgedehnter Spaziergang (90 Minuten)	Intervall-Walking (4 mal 10 Minuten schnell, 5 Minuten lang-sam walken)	Radfahren (90 Minuten), alternativ ausgedehnter Spaziergang mit zügigem Gehen	Jogging (30 Minuten Waldlauf)		
Bohnensuppe mit Apfel	Süßkartoffel-suppe mit Petersilienwurzel	Linsen-Kokos-Paprika-Suppe	Frühlings-Kressesuppe	1 reifer Apfel	Pellkartoffeln mit gedünstetem Gemüse und gemischtem Salat
Brottrunk trinken Leberwickel Mittagsruhe, Ganzkörper-Ölmassage	Brottrunk trinken Leberwickel Mittagsruhe Wellness-Massage	Brottrunk trinken Leberwickel Mittagsruhe Sauna	Brottrunk trinken Leberwickel Mittagsruhe		
Früchtepower	Fatburner-Cocktail	Herz-Fitmacher	Finestar		Apfel oder Birne
Wasser ohne Kohlensäure Basentee	Wasser ohne Kohlensäure Basentee	Wasser ohne Kohlensäure Rotbuschtee	Wasser ohne Kohlensäure Basentee	Wasser ohne Kohlensäure Basentee	Wasser ohne Kohlensäure Basentee
Gurkensuppe mit Sprossen 3 Chlorella-Presslinge	Maisschaum-süppchen 3 Chlorella-Presslinge	Auberginen-Tomaten-Creme-suppe 3 Chlorella-Presslinge	Möhren-Ingwer-Suppe 3 Chlorella-Presslinge	Sesam- oder Pellkartoffeln mit Gemüse und Curry-Ananas-Dip	Rohkostteller, gedünstetes Gemüse oder Pellkartoffeln mit Avocado-Dip
Ganzkörper-Öl-massage zum Relaxen und gegen schwere Beine	Warmes Fußbad am Abend zur Entsäuerung und Entspannung	Sauna zum Relaxen, 4 Liter am Saunatag trinken	Wie fühle ich mich? Soll ich weiter-fasten?	Verzichten auf fette Speisen, tierische Fette, tierisches Eiweiß, Alkohol, Kaffee	

Bevor es nun wirklich losgeht, sollten Sie noch einmal checken, ob Sie alles, was Ihnen das Fasten erleichtert und die Effekte verbessert, im Haus haben. Unsere Einkaufsliste gibt Ihnen einen Überblick.

Tipp: Es gibt gut sortierte Fasten-Einsteiger-Pakete, die Sie bequem über den Fastenversand (www.fasten-shop.de) bestellen und sich so ohne viel Aufwand auf Ihre Fastenwoche vorbereiten können. Mehr zu den verschiedenen Fasten-Ritualen finden Sie im Kapitel: „Die besten Extras für die Fastenwoche von A-Z" (ab Seite 144).

Einkaufsliste für die Fastenwoche

- Etwa 25 Liter natriumarmes Mineralwasser ohne Kohlensäure
- Ein Zungenschaber für die Reinigung der Zunge
- Kaltgepresstes Sonnenblumenöl für die Öl-Zieh-Kur
- Eine Körperbürste zum Trockenbürsten
- Einen Reiseirrigator für die Einläufe
- Grüne Tonerde für den Säure-Basen-Haushalt
- Brottrunk für den Darm
- Eine Wärmflasche für die Leberwickel
- Körperöl für die Hautpflege
- Chlorella-Alge zur Reinigung des Körpers
- Basisches Badesalz zum Entsäuern
- Eventuell Kreislauftropfen
- Gemüsebrühe
- Kräutersalz aus der Region des Himalaya
- Hochwertige Speiseöle wie Oliven-, Sonnenblumen-, Kürbiskern- oder Sesamöl
- Essig wie Aceto balsamico oder Weißweinessig
- Zum Süßen Naturhonig, Apfeldicksaft, Ahornsirup, aber kein Zucker, keine künstlichen Süßstoffe
- Ayurvedische Gewürze wie Currypulver, Kurkuma, Ingwer, Chili
- Frische, getrocknete oder tiefgefrorene Kräuter
- Kartoffeln, Zwiebeln, Knoblauch
- Trockenfrüchte wie Aprikosen, Feigen, Pflaumen usw.
- Verschiedene Kräuterteesorten, Grüntee und Basentee

DIE ENTLASTUNGSTAGE VOR DEM GROSSEN FASTENINTERVALL

Die Entlastungstage stimmen den Körper auf die eigentlichen Fastentage ein. Egal, ob Sie Saft-, Früchte- oder Suppenfasten machen, halten Sie sich bitte an die hier vorgegebenen Aktionen, damit Ihr Stoffwechsel genug Zeit hat, sich auf die veränderten Bedingungen einzustellen. Ganz wichtig: Notieren Sie bitte als Erstes Ihr Körpergewicht, damit Sie im Verlauf des Fastens erkennen, wie viele Kilos Sie abnehmen.

Der 1. Entlastungstag

Mit dem ersten Entlastungstag beginnt Ihre individuelle Fastenwoche. Die Verdauung wird durch leichte Speisen auf die kommenden Tage vorbereitet. Heute gibt es nur kleine Portionen zu essen, schließlich soll sich der Körper langsam, aber sicher auf das Fasten einstellen. Außerdem wird es ab sofort rein pflanzlich. Fleisch und Wurst sind in den nächsten zehn Tagen tabu, ebenso alle Milchprodukte, Eier und Fisch. Lilli freut sich auf das Fit-macher-Schokomüsli zum Frühstück (siehe Rezeptteil S. 183), weil das noch mal so richtig lange satt macht und so wunderbar nach Schokolade schmeckt. Sie könnte aber auch ein Vollwertbrot mit Honig oder pflanzlichen Aufstrichen oder einen reinen Früchteteller verzehren. Mittags steht Basen-Power auf dem Programm, schließlich soll die Entsäuerung eingeleitet werden. Sie kann Kartoffeln in allen Variationen verzehren (Pellkartoffeln, Bratkartoffeln, Folienkartoffeln etc.), dazu einen leckeren Avocado-Dip und frischen Salat. Allerdings ohne Salz. Denn das bindet das Wasser im Körper, und es soll ja ordentlich ausgeschwemmt werden. Das fällt Lilli allerdings etwas schwer. Aber tapfer würzt sie stattdessen mit frischen Kräutern und findet auch schnell Geschmack daran. Außerdem sind Gewürze wie Ingwer, Kurkuma, Pfeffer und Curry erlaubt. Das sorgt für tolle neue Aromen. Und siehe da: Lilli wird schnell belohnt. Durch den Salzverzicht wird verstärkt Gewebewasser ausgeschwemmt, ihr Bauch ist schon nach einem Tag flacher. Als Zwischenmahlzeit gönnt sich Lilli sonnengereifte Früchte jeder Art oder

Vollwertbrot. Gleichzeitig ändert sie ihre Trinkgewohnheiten komplett. Heute stehen 2 Liter stilles Wasser auf ihrem Programm, dazu 1 Liter Kräutertee. Den Kaffee ersetzt sie durch grünen Tee. Abends gönnt sie sich einen mediterranen Gemüseteller mit Paprika, Aubergine, Tomaten, Zucchini und Oliven und probiert den Curry-Ananas-Dip aus.

Abschied von verführerischen Dingen

Die vielen leckeren Naschereien, von der Schokolade über Pralinen bis zu den Gummibärchen, hat Lilli in eine Kiste verbannt, damit sie ja nicht in Versuchung gerät, ja nicht schwach wird. Natürlich sind ab heute auch Alkohol und Zigaretten tabu, schließlich will Lilli entschlacken und ihr Blut und Gewebe reinigen. Da sie auch tüchtig abnehmen möchte, stellt Lilli sich auf die Waage. Nachdem sie ihr aktuelles Gewicht notiert hat, beschließt sie, ab sofort jeden Tag etwas Sport zu treiben. Den Satz: »Nur Muskeln, die bewegt werden, können Fett verbrennen«, hat sie noch im Ohr und kramt ihre Laufschuhe heraus.

Tipp: Stellen Sie sich gedanklich auf die Fastenwoche ein: »Ich kann fasten und habe mich fest dazu entschlossen. Ich weiß, dass es eine schöne Woche wird.«

Ein Motto für jeden Tag

Lilli stellt sich schon mal darauf ein, dass jeder Fastentag ein Motto gemäß seiner besonderen Wirkung hat:

1. Tag: Die Entgiftung

2. Tag: Die Darmreinigung

3. Tag: Die Stärkung des Immunsystems

4. Tag: Die Fatburner-Enzyme

5. Tag: Die Blutreinigung

6. Tag: Die Schönheit für Haut, Haare und Nägel

Einkaufen gehen und sich einstimmen

Lilli plant nun auch den Einkauf der Obst- und Gemüsefrüchte für die kommenden Fastentage gemäß ihrer Wochentabelle und bereitet alle Fastenuntensilien vor (siehe Seite 72). Ansonsten ist ein gemütliches Ausklingen angesagt. Lilli legt sich für eine Stunde aufs Sofa und macht eine geführte Meditation. Die Trinkmenge von rund 3 Litern Flüssigkeit hat sie mit etwas Mühe geschafft. Der Urin war gegen Abend klar und durchsichtig. Prima, das ist ein gutes Zeichen, dann macht sie es ihren Nieren leicht.

Der 2. Entlastungstag

Lilli ist begeistert. Obwohl nur ein Tag vergangen ist, wiegt sie schon 1 Kilogramm weniger. Natürlich handelt es sich dabei nicht nur um Fettreserven, sondern vor allem um Gewebewasser, doch es motiviert sie trotzdem. Kann es wirklich sein, dass der Organismus durch den Salzverzicht und die rein basische Ernährung so gut durchgespült wird? Es kann, und es wird so weitergehen.

Mit Bewegung den Effekt verbessern
Lilli startet in den Tag wieder mit Wassertrinken, 1 bis 2 Gläser, gleich nach dem Aufstehen. Der Einfachheit halber stellt sie schon abends eine Flasche stilles Mineralwasser auf den Nachttisch, damit sie es nicht vergisst. Danach folgen Trockenbürsten vor dem offenen Fenster und eine Wechseldusche. Dann raus aus dem Haus und frische Luft tanken. Lilli macht einen längeren Spaziergang, sie geht ab und an etwas flotter, insgesamt etwa 60 bis 90 Minuten, weil sie Fett verbrennen will. Ihr Fastenritual sieht so aus: Vor dem Frühstück 1 Teelöffel grüne Tonerde in ein Glas lauwarmes Wasser einrühren und trinken, nachmittags ein halbes Glas Brottrunk mit Wasser oder Apfelsaft vermischen und trinken und am Abend 3 Chlorella-Algen-Presslinge schlucken. Dieses Programm wird sich in den nächsten Tagen stets wiederholen. Ihr Essen gestaltet Lilli wie am ersten Entlastungstag, sie reduziert jedoch die Menge und setzt verstärkt auf gedünstetes Gemüse, Obst und Salate. Nach dem Mittagessen ist Ruhe angesagt. Zeit für den Leberwickel (Anleitung siehe Seite 148), der zudem ihren Magen-Darm-Trakt beruhigt und den Körper wärmt. Was Lilli etwas zu schaffen macht, ist der Kaffeeverzicht. Der geliebte Cappuccino fällt nun schon den zweiten Tag

aus und ein leichter Druck an den Schläfen begleitet sie schon den ganzen Tag. Sie fühlt sich etwas müde, doch sie merkt gleichzeitig, dass sich ihr Stoffwechsel bereits positiv verändert. Am Abend genießt sie ein basisches Bad (Anleitung siehe Seite 144), damit sie zusätzlich über die Haut entgiften kann. Anschließend trinkt sie noch eine Tasse Basentee und hört entspannende Musik.

Tipp: Machen Sie es wie Lilli und schreiben Sie zwei Spickzettel mit den Punkten, die während der Fastentage zu erledigen sind und hängen Sie sie an Ihren Küchenschrank und ins Bad, damit Sie nichts vergessen.

DIE FASTENTAGE BEIM GROSSEN FASTENINTERVALL

Jetzt geht es richtig los mit dem Fasten. Der Körper schaltet nun von der Nahrungsaufnahme auf die Ausscheidung um. Dafür muss der Darm sorgfältig entleert werden.

Der 1. Fastentag: Die Entgiftung

Lilli macht sich mit der Bedienungsanleitung ihres Irrigators vertraut und führt ihren ersten Einlauf durch. Sie ist überrascht, wie gut das funktioniert und findet das Prozedere überhaupt nicht schlimm. Schließlich begreift sie, dass die Darmreinigung der Entschlackung dient und dadurch verhindert wird, dass Stoffwechselgifte über den Darm ins Blut wandern.

Zudem hat Petra ihr erklärt, dass Einläufe das beste Mittel gegen Hunger sind. Denn wenn der Darm entleert ist, fühlt sich der Körper leichter und freier. Lilli hat trotzdem ein bisschen Angst, Hunger zu bekommen, doch davon war in den ersten zwei Tagen zum Glück nichts zu spüren.

Fastenrituale am Morgen

Gleich nach dem Wachwerden stehen für Lilli einige morgendliche Fastenritual auf dem Programm: Zunge reinigen, Wasser trinken, Öl-Zieh-Kur, Trockenbürsten und Wechseldusche, nach Möglichkeit eine Bewegungseinheit, Tonerde einnehmen. Die detaillierten Ablaufpläne finden Sie im Kapitel „Die besten Extras" ab Seite 144). Der Druck an den Schläfen ist heute Morgen zum Glück verschwunden, offenbar hat sie den Koffeinentzug bereits überwunden.

Die Entgiftung anregen

Zum Frühstück trinkt Lilli 2 Tassen Kräutertee und genießt ihren wunderbaren Früchteteller. Optimal zur Entgiftung ist Wassermelone, sie hat kaum Kalorien und ist reich an Betakarotin. Ein paar Erdbeeren dazu liefern reichlich Vitamin C. Wie lecker und gesund! Lilli presst sich einen Saft aus Erdbeeren und Wassermelone plus Banane. Diesen Drink haben wir Cleaning Red (Rezept Seite 153) genannt, weil er mit seiner schönen roten Farbe besticht und den Körper beim Entschlacken

● ●

Glaubersalz ist ein Abführmittel zur Reinigung von Dünn- und Dickdarm. Es wird oral eingenommen und ist in Apotheken erhältlich. Früher wurde es häufig zur Fastenvorbereitung verordnet. Wesentlich schonender ist jedoch die hier empfohlene Darmreinigung mit einem Irrigator. Wer unter Migräne leidet oder Probleme mit den Bandscheiben, dem Herzen oder dem Magen hat, sollte auf keinen Fall „glaubern", da sich die Beschwerden durch den schnellen Wasserentzug verstärken können.

● ● ● ● ● ● ● ● ● ● ● ● ● ● ● ● ●

unterstützt. Außerdem wird die Entgiftung durch den hohen Gehalt an Zink und Kalium forciert, da diese Spurenelemente die Entsäuerung des Stoffwechsels unterstützen.

Am ersten Fastentag trinkt Lilli zusätzlich morgens, mittags und abends eine Tasse Nierentee, damit die Ausscheidung über die Nieren zusätzlich unterstützt wird. Damit möchte sie auch ihren erhöhten Blutdruck absenken. Die Nierenteemischung hat sie sich fertig in der Apotheke besorgt und bereitet sie immer frisch zu. Jeden zweiten Tag trinkt sie Goldrutentee – ein optimaler Durchspüler für ihre Nieren. Danach schnürt sie ihre Laufschuhe und joggt 10 Minuten, danach geht sie 5 Minuten zügig und joggt wieder 10 Minuten, diesen Ablauf wiederholt sie 3-mal. Ein solches Intervall-Training ist der beste und effektivste Fatburner. Sie kommt richtig ins Schnaufen und brummt zwischendurch vor sich hin, doch sie hält durch und fühlt sich nach der Anstrengung großartig. Das Abnehmen ist ihr sehr wichtig, deshalb möchte sie sich so oft wie möglich mit viel Spaß bewegen. Lilli ist erstaunt, sie hätte nie gedacht, dass Fasten und Sport treiben gleichzeitig möglich ist.

⤷ **Tipp:** Auch wenn Sie sich für das Suppenfasten entschieden haben, können Sie jeden Tag einen frisch gepressten Saft (250 Milliliter) trinken, denn die Säfte verbrennen Fett und liefern wertvolle Vitalstoffe. Fertige im Laden gekaufte Säfte sind zum Fasten jedoch nicht geeignet.

Fastenrituale in der zweiten Tageshälfte

Als Früchtefaster genießt Lilli am ersten Tag zum Mittag einen wohlschmeckenden Obstteller der Saison, gewürzt mit Zitronensaft, Zitronenmelisseblättchen und frischem Ingwer. Das weitere Fastenritual ist ihr inzwischen bereits vertraut: Brottrunk, Leberwickel, Chlorella-Alge. Am Abend steht der bunte Gemüseteller auf dem Speiseplan. Dazu macht sich Lilli einen leckeren Möhren-Dip. Ihr fällt auf, dass sie heute die empfohlene Trinkmenge nicht ganz geschafft hat. Drei Liter Flüssigkeit sind schließlich Pflicht, Wasser und Tee im Verhältnis 2:1.

Der 2. Fastentag: Die Darmreinigung

Hallo Lilli, willkommen im zweiten Fastentag! Nun ist der Körper hundertprozentig auf Fasten eingestellt, die Fettverbrennung ist in vollem Gange, der Organismus beginnt nun, auf die Reserven zurückzugreifen. Lilli ist etwas gerädert aufgewacht, und die bleierne Müdigkeit in ihrem Körper macht ihr zu schaffen. Klar, die Entsäuerung ist in vollem Gange, es tut sich was in ihrem Stoffwechsel. Lilli trinkt eine Tasse grünen Tee, der regt ihren Kreislauf an. Als Bewegungseinheit absolviert sie heute eine halbe Stunde Yoga-Übungen. Schon nach wenigen Minuten fühlt sie sich besser und ihr Kreislauf kommt auf Touren. Ihr Morgenritual wird langsam zur Routine.

↳**Tipp:** Spätestens nach dem Früchte-Frühstück reguliert sich der Blutzucker sehr schnell. Falls Sie zu Kreislaufproblemen oder niedrigem Blutdruck neigen, rühren Sie einfach etwas Honig in Ihre Tasse Tee. Bei starken Kreislaufproblemen nehmen Sie Kreislauftropfen (Korodin, 10 Tropfen auf etwas Honig).

Die Ausscheidung unterstützen

Die Ausscheidung über den Darm soll unterstützt werden, ganz klar. Deshalb gibt es heute exotische Früchte zum Frühstück. Die Enzyme von Papaya, Ananas, Mango und Kiwi sorgen für die ideale Darmreinigung. Außerdem kurbeln sie den Eiweißstoffwechsel an, so wird Fett verbrannt und zwar an Bauch, Hüfte

und Po. Auch Äpfel, Beeren, Birnen, Cantaloupe-Melonen, Gurken, Mangos, Mangold, Pampelmusen, Sellerie und Zitronen eignen sich zur Darmreinigung. Sie sorgen außerdem für den nötigen Energiekick. Lilli bereitet sich zusätzlich den Drink „Cleaning light" zu (Rezept Seite 153).

Körperliche Anstrengung lohnt sich

Lilli macht nach dem Frühstück einen ausgedehnten Spaziergang (40 bis 60 Minuten), damit sich die Durchblutung verbessert und die Fettverbrennung in Gang kommt. Sie nimmt ausreichend Flüssigkeit mit, doch das Trinken fällt ihr heute schwer. Sie variiert, geht 5 Minuten lang deutlich schneller, dann wieder 5 Minuten in normalem Tempo, um die Vorteile des Intervalltrainings zu nutzen. Als es bergauf geht, überlegt sie, ob sie den Anstieg überhaupt schafft. Sie hat noch die Worte ihres Hausarztes im Ohr: „Bergauf wandern ist der beste Fatburner." Lilli mobilisiert alle Kräfte und bewältigt die Steigung.

↳**Tipp:** Falls Ihr Kreislauf beim Saftfasten schlappmacht und Sie eine

Unterzuckerung erleiden, geben Sie etwas Honig oder Ahornsirup in ihre heiße Zitrone. Sie können auch einen Rosmarintee trinken. Außerdem hilft regelmäßige Bewegung an der frischen Luft.

Schlaf fördert das Wohlbefinden

Mittags stehen wieder Früchte auf dem Speiseplan. Heute schnippelt sich Lilli einen köstlichen Obstsalat. Dazu bereitet sie sich eine leckere Früchtesauce. Am Nachmittag ist die wohltuende Wärme des Leberwickels wichtig. Lilli fühlt sich angenehm müde und macht ein Nickerchen. Am Abend gibt es Gemüsefrüchte. Auf den Verzehr von Obstfrüchten verzichtet sie, weil der Fruchtzucker im Darm Gärungsprozesse auslösen kann, die am Abend zu vermeiden sind. Lilli entscheidet sich für eine gefüllte Tomate mit Avocado-Kartoffel-Gemüsedip, garniert mit Gurke und Zucchini. Danach nimmt sie noch Chlorella-Algen-Presslinge zur Blutreinigung ein.

Warum das Trinken so wichtig ist

Lilli fällt es an manchen Tagen ein bisschen schwer, die empfohlene Trinkmenge von drei Litern zu schaffen. Zugegeben, drei Liter Flüssigkeit sind ganz schön viel. Doch beim Fasten ist das Trinken nun mal besonders wichtig. Lillis Freundin Petra hat das wunderbar auf den Punkt gebracht: „Lilli, stell dir einfach vor, dass du mit jedem Schluck Wasser deine Säure-Basen-Bilanz in Richtung basisch verbesserst!" Wie recht sie damit hat! Wasser ist schließlich das universelle Transportmittel in unserem Organismus. Alle Stoffwechselprozesse profitieren davon, wenn genug Flüssigkeit vorhanden ist. In der Fastenzeit gilt dies um so mehr, denn das Wasser fördert die Ausscheidung von Säuren und Schlacken.

Petra hat noch einen Tipp für Lilli: Vermeide nach Möglichkeit Mineralwasser aus PET-Flaschen. Mehrwegflaschen aus Polyethylenterephthalat müssen nämlich ohne Erhitzung entkeimt werden, weil sich der Kunststoff sonst verformen würde. Bei der sogenannten Kaltentkeimung wird Dimethyldicarbonat (E242) eingesetzt. Der farblose Zusatzstoff ist zwar gesundheitsschädlich, aber trotzdem als deklarationsfreies Kaltentkeimungsmittel zugelassen, da es im Wasser zerfällt und nach dem Öffnen der PET-Flaschen nicht mehr nachweisbar ist. Ein weiterer Grund: Studien zeigen, dass die in PET-Flaschen enthaltenen Weichmacher hormonähnliche Wirkungen entfalten („hormonaktive Substanzen").

Als Folgen drohen eine Verschlechterung der Spermienqualität, Vergrößerung der Prostata und gehäuftes Auftreten von Diabetes und Störungen im Fettstoffwechsel. Petras Empfehlung lautet daher: Auf stilles Mineralwasser aus Glasflaschen zurückgreifen. Für unterwegs will sich Lilli eine geeignete Wanderflasche zulegen.

Der 3. Fastentag: Die Stärkung des Immunsystems

Willkommen im Halbfinale! Lilli ist inzwischen mit den Abläufen bestens vertraut und kann ihre Fastenauszeit richtig genießen. Ihr Stoffwechsel fühlt sich stabil an, nur die Beine sind etwas schwer. Wird es ihr auch heute gelingen, ihr Bewegungsprogramm zu meistern? Sie zweifelt ein wenig an ihrer Kondition. Doch sie denkt an die positiven Erfahrungen der letzten Tage und gibt sich einen Ruck. Ihr Yoga-Training absolviert sie mit Leichtigkeit und hat das Gefühl, schon etwas beweglicher zu sein. Das viele Trinken, die Tonerde und die Früchte helfen, die Säuren in der Muskulatur zu neutralisieren. Am frühen Nachmittag fühlen sich ihre Muskeln schon viel entspannter an als am Morgen.

Routine kommt auf

Heute ist wieder ein Einlauf dran. Der Umgang mit dem Irrigator ist ihr ja bereits vertraut und macht ihr inzwischen gar keine Mühe mehr. Lilli ist erstaunt, dass über die Darmreinigung noch immer Schlacken abgeführt werden. Sie reinigt auch ihre Zunge von dem kräftigen Belag und freut sich, dass ihre Haut bereits weicher und schöner geworden ist.

Das Frühstück und die Bewegung

Zur Stärkung des Immunsystems bereitet sich Lilli ein exotisches Früchtecarpaccio zu. Als Tagessaft steht der Früchtepower-Saft (Rezept Seite 155) auf ihrem Plan. Wie jeden Tag braucht Lilli frische Luft, zumal sie heute nicht ganz so gut drauf ist. Sie hat schlecht geschlafen, wüst geträumt und wenn sie ehrlich ist, muss sie zugeben, dass sie ihre alten Gewohnheiten vermisst. Ihre Gedanken kreisen für eine ganze Weile um Cappuccino, Eiscreme und Schokolade. Doch dann rafft sie sich auf und macht einen ausgedehnten Spaziergang von 90 Minuten. Durch die mäßige Ausdauerbelastung werden körpereigene Glückshormone wie Serotonin ausgeschüttet. Außerdem wird so die Freisetzung des Hormons Glukagon angeregt, die Fettverbrennung läuft an.

Um die Mittagszeit
Mittags genießt Lilli eine Mango mit Beeren. Mango enthält viel Folsäure und Vitamin C und ergibt zusammen mit den Beeren einen idealen Immunkick. Nach der Mittagsmahlzeit gönnt Lilli sich wieder einen Leberwickel. Sie genießt die Ruhe und nickt durch die wohltuende Wärme ein. Beim Aufwachen ertappt sie sich dabei, dass sie an ihre Lieblingsspaghetti denkt. Sie hatte alte Kochrezepte durchgelesen und redet mit ihrer Freundin Petra während der Fastenzeit häufig über das Essen. Es macht ihr jedoch nichts aus, gleichzeitig zu fasten. Im Gegenteil: Sie wird dadurch inspiriert, ihre Fastenspeisen mit viel Liebe und Kreativität zuzubereiten. Außerdem lenkt sie die entspannende Massage ab, die sie für heute gebucht hat.

Am Abend basenreiches Gemüse
Auf dem abendlichen Gemüseteller liegen Gurken, Tomaten, Paprika und Zucchini. Die Paprika hat sie halbiert, ausgehöhlt und mit einem leckeren Avocado-Tomaten-Dip gefüllt. Am Abend fühlt sie sich müde, aber zufrieden.

Der 4. Fastentag: Der Fatburner-Enzymtag
Hurra, ich kann Bäume ausreißen!, denkt Lilli an diesem Morgen. Diese Leichtigkeit im Körper zu spüren, ist wunderbar, Müdigkeit und Muskelkater sind verschwunden. Und was Lilli noch mehr motiviert, ist die Gewichtsabnahme. Obwohl sie eigentlich nur am Anfang und am Ende der Fastenwoche auf die Waage steigen wollte, war die Neugierde zu groß. Es

sind bereits 3 Kilogramm runter, unglaublich! Am Faszinierendsten für sie ist, dass sie überhaupt kein Hungergefühl mehr verspürt. Lilli fasst den Entschluss, in Zukunft mehr auf ihre Ernährung zu achten. Ab heute wird die gesamte Fastenwoche völlig problemlos weiterlaufen. Natürlich brauchen Leber und Nieren weiter Lillis volle Unterstützung, sie arbeiten schließlich auf Hochtouren. Das Fastenprogramm ist daher weiter unverzichtbar, auch wenn man sich pudelwohl fühlt.

Die tägliche Bewegung ist für Lilli mittlerweile zur täglichen Routine geworden. Sie freut sich, dass sich ihre Körperspannung merklich verbessert hat. Alles fühlt sich fester, kräftiger und vitaler an.

Tipp: Durch den Enzym-Tag verlieren Sie noch mal ein ganzes Kilogramm auf der Waage, weil Sie neben den Enzymen nur Obst mit hohem Wasseranteil verzehren. Falls Sie zwischendurch Hunger bekommen, erhöhen Sie die Trinkmenge und essen Sie ein kleines Stück Banane.

Enzyme zum Entschlacken

Um die Entschlackung und Fettverbrennung nochmals gezielt anzukurbeln, stehen heute Früchte auf dem Programm, die einen hohen Enzymgehalt haben. Die Enzyme unterstützen nämlich den Eiweißstoffwechsel und fördern die Fettverbrennung. Auch am Abend gibt es kein Gemüse, sondern Enzymfrüchte. Lilli kann den ganzen Tag schlemmen mit Mango, Papaya, Ananas, Kiwi und Melonen. Die Basis bilden Melonen – Wasser-, Honig- Cantaloupe- oder Galia-Melonen – die sie jederzeit essen darf. Als Saft ist der Fatburner-Cocktail optimal. Lilli fühlt sich jetzt gestärkt für ein ordentliches Bewegungsprogramm. Voll motiviert variiert sie heute nochmals die Geschwindigkeit beim Gehen. Sie walkt 10 Minuten sehr schnell und lässt es anschließend 5 Minuten langsamer angehen. Dieses Intervall wiederholt sie 4-mal. So wird die Fettverbrennung optimal angekurbelt. Der Körper wird geradezu gezwungen, sein Fett herzugeben, da die Kohlenhydratreserven schnell verbraucht sind und dann die Fettverbrennung einsetzt. Am Abend gönnt Lilli sich ein warmes Fußbad.

Der 5. Fastentag:
Die Blutreinigung

Fasten und Genießen – so einfach hat sich Lilli die Woche nicht vorgestellt. Ihre Fingernägel sind stabiler geworden, und die Haut wird von Tag zu Tag schöner. Jetzt ist ihr klar, warum die meisten Top-Models mehrmals im Jahr für eine Woche nur Obst und Gemüse essen. Aber was sie heute am meisten fasziniert, ist der enorme Energiekick. Lilli ist schon vor dem Wecker wach gewesen, und sie hatte als Erstes überlegt, ob sie heute wandern soll. Dieser Gedanke wäre ihr früher nie in den Sinn gekommen. Nach kurzem Überlegen verabredet sie sich mit ihrer Freundin Petra zum Radfahren.

Die Reinigung schreitet voran

Der morgendliche Einlauf ist für Lilli mittlerweile ein Kinderspiel. Dass sie vereinzelt auch ohne Darmreinigung ein wenig Stuhlgang hat, ist beim Früchtefasten normal. Die Früchte wirken mit ihrem hohen Ballaststoffanteil wie ein Darmbesen und reinigen zusätzlich auf sanfte und natürliche Weise. Lilli erinnert sich an die Warnung ihres Arztes, der bei ihr zu hohen Blutdruck diagnostiziert hatte. Sie ist entschlossen, dieses Problem anzugehen und ihren Blutdruck zu senken. Mit der Früchtewoche ist sie bereits auf einem guten Weg dahin, denn diese Fastenform ist geradezu ideal, um das Blut zu reinigen. Die salzfreie Kost und das viele Trinken spülen zusätzlich die Nieren kräftig durch. Der Blutdruck geht ganz von allein herunter. Um diesen Effekt noch zu unterstützen, hat Lilli sich heute eine spezielle Früchtekombination zusammengestellt. Wichtig für den heutigen Tag sind Früchte mit einem hohen Vitamin-C-Gehalt, das zur Kollagenbildung in den Arterien benötigt wird. Kollagen ist ein Gerüsteiweiß, das die Gefäße sowie Haut und Nägel elastisch hält. Lillis morgendlicher Früchteteller verlockt mit Äpfeln, Kiwi, Grapefruit und Heidelbeeren. Als Saft presst sie sich den „Herz-Fitmacher", da er reich an Vitamin C, Betakarotin sowie Eisen, Zink, Kalium und Selen ist. Er stärkt das Herz, fördert die Blutreinigung über die Nieren und verbrennt außerdem noch Fett. Mittags hat sie nicht viel Hunger. Sie isst Melonen mit Beeren und etwas Banane und genießt ein leckeres Aprikosensorbet. Nach einem ausgiebigen Saunabesuch freut Lilli sich abends auf einen leckeren Gemüseteller mit Rote-Bete-Meerrettich-Dip. Dass sie sich beim Früchtefasten satt essen darf, erstaunt Lilli immer wieder. Darum findet sie diese Fastenart ganz wunderbar.

Der 6. Fastentag: Schönheit für Haut, Haare und Nägel

Willkommen im Finale! Lilli hat es fast geschafft. Den letzten Fastentag genießt Lilli in vollen Zügen. Sie hat heute Nacht von einer Currywurst geträumt. Doch sie muss selber über ihr »schlechtes Gewissen« lachen. Im wachen Zustand kommt ihr die Vorstellung, eine fette, überwürzte Wurst zu verdrücken, ziemlich absurd vor. Viel lieber isst sie zum Frühstück ihre Lieblingsfrüchte mit großem Genuss. Nach ihrem Yoga geht Lilli 30 Minuten im Wald joggen und freut sich an ihrer neu gewonnenen Beweglichkeit und Ausdauer.

Tipp: Belohnen Sie sich doch am Ende der Woche mit einem leckeren Bananen-Eis, ohne Sahne und ohne Zucker hergestellt, ein toller Abschluss der Fastenwoche. Das Rezept finden Sie auf Seite 166.

Vitalstoffe für die Schönheit von innen

Lilli bevorzugt für ihren heutigen Saft jene Früchte und Gemüse, die wichtige Nährstoffe für Haut, Haare und Nägel liefern. Deshalb presst sie sich einen Saft, der auch Wurzelgemüse wie Pastinaken enthält, um an Silizium, Schwefel, Phosphor und Kalium zu kommen, wir nennen diesen Drink den „Finestar". Mittags gibt es zur Belohnung ein Sorbet aus Mango und Orange. Sie genießt das Gefühl, wie das fruchtige Eis langsam auf der Zunge zergeht. Der abendliche Gemüseteller besteht aus Paprika, Tomaten und Zucchini, serviert mit leckerem Brokkoli-Pesto.

Weiterfasten, wenn man will

Lilli möchte noch gar nicht abfasten, da sie sich richtig gut fühlt und der ganze Ablauf mittlerweile so eingespielt ist. Daher beschließt sie, einfach weiterzufasten. Die Waage zeigt 5 Kilogramm Gewichtsverlust an,

Lilli ist begeistert, doch noch nicht ganz zufrieden. Das Wichtigste ist ihr inzwischen die neu gewonnene Fitness. Sie spürt, dass sich ihr Säure-Basen-Haushalt verändert hat. Die Müdigkeit ist verschwunden, ihre Fingernägel sind kräftiger und ihre Haut elastisch, mit tollem Teint – genauso hat sie sich das vorgestellt.

Die kleine Krise Mitte der Woche ist komplett vergessen, und irgendwie hat sie das Ganze auch mental stärker gemacht. Lilli hängt noch vier Tage dran und fastet so volle zehn Früchtetage. Mit Aufbau- und Entlastungstagen kommt sie auf insgesamt 14 Tage und nimmt in dieser Zeit 8 Kilogramm ab.

↳ **Tipp:** Wenn man gesund ist, ist es problemlos möglich, bis zu vier Wochen zu fasten. Wichtig ist jedoch, dass Sie das Fastenprogramm ordnungsgemäß durchführen und die wichtigen Tipps beherzigen. Als Einstieg und zum Kennenlernen ist jedoch eine Fastenwoche von sechs Fastentagen mit zwei Entlastungs- und zwei Aufbautagen ideal.

DIE AUFBAUTAGE DANACH

Nach den Fastentagen folgen zwei Aufbautage, um den Darm langsam wieder an feste eiweißhaltige Speisen zu gewöhnen. Die Aufbautage bitte nicht unterschätzen, sie sind ebenso wichtig wie die Entlastungstage zu Beginn der Fastenzeit. Unser Verdauungssystem braucht die Zeit, um sich allmählich wieder auf die Normalkost umzustellen. Merke: Die Aufbautage sind Pflicht und zählen zur Fastenzeit.

Der 1. Aufbautag

Lilli trinkt weiterhin mindestens 3 Liter Wasser oder Tee am Tag, verzichtet auf Kaffee und Alkohol und meidet fette Speisen, vor allem tierisches Fett und tierisches Eiweiß.

Fastenbrechen beim Früchtefasten
Morgens gibt es ein Müsli mit Früchten, Haferflocken und Mandelmilch. Mittags und abends steht ein mediterraner Gemüseteller auf dem Speisezettel. Zwischendurch gibt es Früchte und Gemüse, ganz nach Lust und Laune.

Fastenbrechen beim Saft- und Suppenfasten

Der Übergang von den flüssigen Suppen und Säften auf feste Speisen muss beim Saftfasten und beim Suppenfasten etwas behutsamer durchgeführt werden als beim Früchtefasten. Beginnen Sie mittags mit einem reifen Apfel und zelebrieren Sie das langsame Kauen mit entsprechender Andacht, genießen Sie jeden kleinen Bissen ganz bewusst. Dieser Apfel ist eine ganze Mahlzeit. Abends essen Sie drei bis vier Sesam- oder Pellkartöffelchen mit gedünstetem Gemüse, dazu einen Curry-Ananas-Dip. Um die Verdauungssäfte nach dem Fasten wieder zu locken und nicht zu verdünnen, trinken Sie bitte nicht während der Mahlzeiten. Während der Aufbautage gilt die Regel »Wenn ich esse, dann esse ich, wenn ich trinke, dann trinke ich«. Kombinieren Sie also bitte nicht beides bei derselben Mahlzeit.

↳ **Tipp:** Richtig und gut kauen ist während der Aufbautage enorm wichtig, damit der Körper wieder seine Verdauungssäfte bildet. Der Apfel zum Fastenbrechen beim

Saft- und Suppenfasten wirkt wie ein Darmbesen. Er schafft es, mit seinen Ballaststoffen den Darm zu trainieren und Ablagerungen mit auszuscheiden.

Gut gekaut ist halb verdaut

Lilli weiß bereits, dass unsere Verdauung schon im Mund beginnt und gutes Kauen der erste Schritt zu einer bekömmlichen Mahlzeit ist. Petra hat ihr neulich einen kleinen Vortrag darüber gehalten! Lilli ist klar, dass in diesem harmlos klingenden Rat eine Herausforderung für sie steckt. Ihr bisheriges Essverhalten sah nämlich völlig anders aus. Sie hat häufig viel zu schnell und völlig achtlos gegessen, vor allem weil sie sich nicht darauf konzentriert hat. Stattdessen hat sie nebenbei ihre Lieblingsserie im TV geguckt oder direkt vor dem Computerbildschirm gefuttert – von Ruhe und Genuss keine Spur. „Wenn du deinem Magen einen Haufen hektisch zerkleinerter Brocken hinschmeißt, darfst du dich nicht darüber wundern, dass du dich anschließend schlecht fühlst", hat Petra geschimpft. Lilli nimmt sich daher vor, jeden Bissen wirklich gut durchzuarbeiten, um ihr Verdauungssystem zu entlasten. 30 bis 50 Mal zu kauen, fällt ihr am Anfang ziemlich schwer, doch ihr ist inzwischen klar, dass ein gut eingespeichelter, dünner Speisebrei ihren Magen schont und entlastet – vor allem jetzt nach der Fastenwoche. Petra hat sich intensiver mit dem Thema beschäftigt, sie hat Lilli erklärt, dass mit dem Speichel bereits wichtige Enzyme in die Nahrung gelangen. Die Speicheldrüsen produzieren unter anderem ein Enzym, das speziell für die Aufspaltung von Kohlenhydraten benötigt wird, die sogenannte Alpha-Amylase. Lilli prägt sich die folgenden fünf Gründe für gutes Kauen ein:

1. Wer gründlich kaut, hat niedrigere Blutzucker- und Insulinwerte, das haben Studien ergeben.
2. Wer schnell isst, produziert weniger Speichel. Um diesen Mangel zu kompensieren, muss mehr Magensäure produziert werden. Häufige Folge: Sodbrennen.
3. Wer hektisch isst und schlecht kaut, schluckt mehr Luft. Völlegefühle, Magendruck und Blähungen sind die Folge.
4. Wer gut kaut, gibt seinem Magen genug Zeit, Sättigungssignale an das Gehirn zu senden. Wenn der Hunger nachlässt, essen wir weniger. Ein Plus für Menschen wie Lilli, die abnehmen möchten.
5. Weil die Nahrung durch das sorgfältige Kauen bereits fein zerkleinert im Magen ankommt, vergrößert sich die Oberfläche für die Verdauungsenzyme und erleichtert ihnen die Arbeit.

Der 2. Aufbautag

Der zweite Aufbautag wird bei allen drei Fastenarten gleich gestaltet. Früchte, Gemüse und Salate plus Bewegung stehen auf dem Plan. Ergänzt durch hochwertiges, leckeres Brot, Nudeln oder Reis, denn die Ballaststoffe helfen dem Darm bei seinem Neustart. Morgens essen Sie etwa Dinkelbrot mit Honig, mittags drei bis vier kleine Pellkartoffeln mit gedünstetem Gemüse, dazu einen gemischten Salat. Nachmittags verzehren Sie einen Apfel oder eine Birne, und abends bereiten Sie sich einen Rohkostteller oder gedünstetes Gemüse zu. Als wärmende und sättigende Beilage eignen sich Pellkartoffeln immer sehr gut, beispielsweise mit etwas Butter oder einem Avocado-Dip. Wenn Sie Alkohol trinken möchten, bitte sehr moderat, denn nach dem Fasten steigt der Alkohol schneller in den Kopf. Besser Sie warten noch ein paar Tage und beginnen dann zum Beispiel mit einer Weinschorle. Führen Sie in den Aufbautagen weiterhin das Fastenritual durch, gehen Sie langsam aus dem Fastenstoffwechsel heraus. Ab morgen können Sie Ihr Essen wieder in gewohnter Weise genießen. Herzlichen Glückwunsch, Sie haben es geschafft!

„SAUER" MACHT DICK

Lilli hat gelernt: Einseitige Ernährung, Bewegungsmangel und chronischer Stress führen früher oder später zu einer Übersäuerung unseres Organismus. Lilli wird bewusst, dass säurebildende Nahrungsmittel wie Fleisch, Wurstwaren, Käse, Weißmehlprodukte, Süßwaren, Softdrinks und Alkohol in ihrer Ernährung

bisher eine zu große Rolle gespielt haben. Sie nimmt sich daher vor, in Zukunft verstärkt auf basische Lebensmittel wie Kartoffeln, Gemüse, Salate, reifes Obst und Vollkornprodukte zuzugreifen. Richtig so, Lilli! Denn dem chronisch übersäuerten Stoffwechsel mangelt es an wichtigen Mineralstoffen wie Eisen, Kalium, Kalzium, Magnesium, Natrium und Zink – elementaren Bausteinen unseres Säurepuffersystems, das ständig daran arbeitet, schädliche Säuren zu binden und zu neutralisieren. Da wir die genannten Mineralstoffe nicht selbst produzieren können, ist unser Körper auf ständigen Nachschub über die Nahrung angewiesen. Bleibt der Nachschub aus, kommt es zum Raubbau an der eigenen Substanz: Unser Organismus bedient sich aus den Mineralstoffdepots in Fingernägeln, Haaren, Knochen und Gelenken.

Wie es weitergehen kann

Lilli ist glücklich! Einen so durchschlagenden Erfolg hätte sie nie für möglich gehalten. Sie fühlt sich energiegeladen und rundherum pudelwohl. Das beste ist: Sie passt wieder in ihre alte Lieblingsjeans. Doch die Erfahrungen mit zurückliegenden Diäten haben sie vorsichtig gemacht. Wie wird es ihr gelingen, das Gewicht in Zukunft zu halten? Der entscheidende Hinweis kommt mal wieder von ihrer besten Freundin Petra. „Wir sollten hin und wieder eine kurze Zeit intervallfasten, um auf Dauer schlank und fit zu bleiben."

Dauerhaft schlank durch Intervallfasten

Die Vorteile eines kurzzeitigen Verzichts auf Nahrung liegen auf der Hand: Ähnlich wie beim „echten" Fasten wird unsere Verdauung entlastet und unser Stoffwechsel kann sich auf wichtige Regenerations- und Reparaturaufgaben konzentrieren. Nur eben nicht über mehrere Tage, sondern für kürzere Zeiträume. Ob Sie dazu ein paar Stunden, einen ganzen oder gar fast zwei Tage fasten sollten, ist wiederum typabhängig. Wichtig ist vor allem, dass solche Entlastungsphasen regelmäßig in den Alltag eingebaut werden. Lilli entscheidet sich schon jetzt dafür, das Intervallfasten möglichst bald auszuprobieren.

DIE KLEINEN FASTEN-EINHEITEN: INTERVALLFASTEN – DER JOKER FÜR DEN ALLTAG

Intervallfasten ist eine Form des Fastens, die mühelos in den Alltag integriert werden kann. Wie der Name schon sagt, findet es in Intervallen statt. Diese können dabei ganz unterschiedlich lang sein. Wie zum Beispiel ein einwöchiges Fasteninterval, wie wir es ja jetzt schon kennengelernt haben.

Entscheidend ist, dass dabei nahrungsfreie Intervalle entstehen, die uns schlank, fit, jung und gesund erhalten. Wichtig ist, den Nahrungsverzicht für eine bestimmte Zeit festzulegen und sich dann möglichst konsequent daran zu halten. Jeder hat sicherlich schon einmal Begriffe wie wie 16:8, 5:2 oder 6:1 gehört. Dahinter stecken bestimmte Intervalle. 16:8 bedeutet zum Beispiel: Während eines 24-Stunden-Intervalls (also an einem Tag) wird 16 Stunden lang auf Nahrung verzichtet, in den übrigen 8 Stunden wird gegessen. Das verschafft dem Körper ein Fastenintervall von 16 Stunden – Zeit, in der die Verdauung nicht im Vordergrund steht. Bei 5:2 oder 6:1 geht es um eine entsprechende Anzahl nahrungsfreier oder nahrungsregulierter Wochentage. Bei 6:1 wird an einem Tag pro Woche, bei 5:2 an zwei Tagen pro Woche gefastet. Manche nennen das Intervallfasten auch „intermittierendes Fasten" (vom Lateinischen *intermittere* „unterbrechen"). Damit ist gemeint, dass kurze Fastenphasen die übliche Ernährung unterbrechen und damit Impulse setzen.

Intervallfasten bedeutet also, Esspausen einzulegen und nicht permanent zwischendurch zu futtern, wie es bei vielen Menschen üblich ist.

Einfach mal nichts essen!

Der Riesenvorteil des Intervallfastens: Es funktioniert ohne Kalorienzählen, komplizierte Rezepte oder umständliche Regeln. Es geht einfach nur darum, das gewählte Fasteninterval einzuhalten. Es kommt nicht so sehr darauf an, was gegessen wird, sondern mehr darauf, wann. Intervallfasten ist ideal für Kochmuffel, denn das Zubereiten aufwendiger Diätrezepte entfällt. Toller Nebeneffekt: Beim Intervallfasten gewinnt man Zeit für anderes, denn man befasst sich ja im Tages- oder Wochenablauf weniger mit Einkauf und Kochen, Abwasch und Aufräumen.

Eigentlich kennen wir das Prinzip ja schon sehr gut. Wenn man einmal darüber nachdenkt, dann fasten wir ohnehin ständig in Intervallen – und zwar jede Nacht. Nicht umsonst nennen die Engländer ihr Frühstück *breakfast*, also „Fastenbrechen". Wir müssen nichts weiter tun, als diese Phasen ein wenig auszudehnen. Und zwar von beiden Seiten: das Abendessen ein wenig früher einnehmen (und natürlich danach nichts mehr naschen), und das Frühstück ein

wenig nach hinten schieben. Schon bewegen wir uns in Richtung Intervallfasten.

Denn leider machen wir es dem Körper im Alltag oft unnötig schwer, nachts gut in die Regeneration zu gelangen. Wir essen oft zu spät, häufig das Falsche und trinken auch noch Alkohol. Süßigkeiten und Knabbereien und das Bier oder Glas Wein am Feierabend sind Schwerstarbeit für unseren Stoffwechsel. Je länger unser Organismus mit der Verdauung beschäftigt ist, desto später kann er mit den notwendigen Regenerationsaufgaben beginnen. Die Folge: Am Morgen fühlen wir uns unausgeschlafen und träge. Um irgendwie durch den Tag zu kommen, machen wir uns einen großen Milchkaffee und essen ein Croissant, statt dem Körper Zeit für eine Erholungspause zu geben.

Mehr auf den Körper hören

Vielleicht kennen Sie das folgende Szenario: Sie waren zu einer Hochzeit oder einem Geburtstag eingeladen. Es gab bis in die Nacht ein üppiges Buffet und reichlich Alkohol. Nach einem solchen Gelage fordert der Körper automatisch einen Ausgleich – wir haben am darauffolgenden Tag kaum Appetit, aber ein großes Verlangen nach Wasser. Ein Zeichen für die Intelligenz unseres Körpers. Er signalisiert uns, was ihm guttut. Wir müssen nur wieder lernen, auf ihn zu hören. Doch wir werden ständig mit Versuchungen konfrontiert. Sei es die verlockende Auslage der Konditorei, der leckere Duft vom Bratwurststand oder der reich gedeckte Frühstückstisch daheim – an Verführungen besteht kein Mangel! Die Folge des pausenlosen Essens: Das Gefühl dumpfer Trägheit und eine bleierne Müdigkeit stellen sich ein.

Intervallfasten hilft uns aus dieser Sackgasse. Egal, mit welcher Methode. Legen Sie regelmäßige Fastentage ein, um wieder einmal das Gefühl der Leichtigkeit zu spüren! Oder verlängern Sie die nächtliche Fastenzeit um ein paar Stunden. Snacks direkt vor dem Schlafengehen müssen nicht sein. Und das Frühstück lässt sich leicht und locker ein wenig nach hinten schieben. Statt 7 Tage pro Woche im gleichen Trott zu leben, bre-chen Sie einfach aus und gestalten sich Ihre individuell angepassten Auszeiten. Die positiven Wirkungen werden nicht lange auf sich warten lassen! Wer erfolgreich eine ganze Fastenwoche mit Vorbereitungs- und Aufbautagen absolviert hat, für den sind kurze Fastenintervalle ohnehin nur eine Fingerübung.

5:2 ODER LIEBER 16:8? DIE METHODEN IM ÜBERBLICK

Das Fasten in Intervallen ist derzeit extrem populär. Am bekanntesten sind die 5:2-Methode und die 16:8-Methode. Hinter diesen verwirrend klingenden Zahlen steckt nichts Geheimnisvolles. Es sind die wichtigsten Formen des Intervallfastens. Fast alle Varianten eignen sich perfekt, um den Fastenerfolg zu erhalten, zu vertiefen und zu verlängern.

Die 6:1-Methode

Die Methode ist auch als „One-Day-Diet" bekannt, denn es wird pro Woche nur einen Tag gefastet. Das bedeutet: An 6 Tagen wird normal gegessen und an 1 Tag gefastet. Als Erfinderin dieser Methode gilt die US-Journalistin Jane Kennedy. Am Fastentag liegt der Schwerpunkt auf reichlich Flüssigkeit, der Effekt kann durch Fatburner-Drinks mit Zitrone oder Ingwer verstärkt werden. Auch Brühe und verdünnte Säfte sind erlaubt. Auf Alkohol und Koffein sollte an diesem Tag verzichtet werden. An den restlichen Tagen gilt natürlich: so ausgewogen und kalorienbewusst wie möglich. Es gibt aber im Prinzip keine Einschränkungen. Besonders empfehlenswerte Varianten des 6:1-Fastens sind natürlich Saft-, Früchte- oder Suppentage, wie Sie sie vom herkömmlichen Fasten bereits kennen. Dafür wählen Sie einfach aus dem Rezeptteil Ihre Lieblingsrezepte aus und kaufen dann die entsprechenden Zutaten ein.

↳ **Fazit:** Ein Fastentag pro Woche ist relativ leicht durchzuhalten. Er kann einfach auf einen Tag am Wochenende gelegt werden und ist deshalb prima zu integrieren, zum Beispiel für Berufstätige, denen das Fasten während der Arbeit zu stressig ist. Die 6:1-Methode ist gut verträglich und kann unbegrenzt fortgesetzt werden. Damit kann man allerdings eher sein Gewicht halten als abnehmen.

Die 6:1-plus Methode: das Intermollfasten

Der Intermoll-Suppen-Fastentag

Diesen basischen Suppentag habe ich vor 20 Jahren entwickelt und empfehle ihn unseren Fastern, um ihre Lebensstilveränderung dauerhaft zu etablieren. Unser Gehirn sollte sich regelmäßig mit basischer Ernährung und Entsäuerung auseinandersetzen. Ein „Soup Day" pro Woche, das ganze Jahr durchgehalten, lehrt uns, den inneren Schweinehund zu überwinden. Nur durch Regelmäßigkeit in der Ernährung lernt unser Gehirn, alte Verhaltensmuster und Gewohnheiten zu durchbrechen und neue Wege zu gehen. Es ist der Einstieg in eine basische Ernährung, da wir uns regelmäßig mit basischer Kost beschäftigen, gleichzeitig den Darm entlasten und den Körper entsäuern. Er ist besonders bekömmlich, einfach in der Durchführung und ideal für Fastenanfänger. Das Motto lautet: „Löffel dich leicht", mit leckeren warmen Gemüsesuppen. Der Zusatz 6:1 plus bedeutet, dass Sie als plus neben den warmen basischen Gemüsesuppen auch Gemüsesäfte, Gemüsebrühe und Smoothies trinken können. So werden Ihrem Körper alle wertvollen Vitamine, Mineralien, Enzyme und Ballaststoffe zugeführt, und das kalorienreduziert und superlecker. Sie verspüren dank der enthaltenen Ballaststoffe kein Hungergefühl und genießen die wohltuende Leichtigkeit.

Es sollten immer mehr Gemüsesäfte als reine Obstsäfte getrunken werden, besonders bei Verdauungsproblemen. So werden der Darm und die Darmschleimhaut entlastet. Kleinere Obstzusätze für den Geschmack sind jedoch okay. Bei nur einem oder zwei Fastentagen in der Woche mit leckeren Fatburner-Suppen müssen Sie nicht auf den geliebten Kaffee oder Espresso verzichten, aber natürlich auf Milch und Zucker.

Dieser Suppentag bekommt allen Typen, egal, welches Naturell man hat, vor allem natürlich Menschen, die leicht frieren und einen schwachen Magen-Darm-Trakt haben, also Typen mit hohen Reh-Anteilen in ihrer Konstitution. Aber auch Reh-Typen mit Bär-Anteil, die ein wenig Hüftspeck haben und diese lästigen Kilos ohne Diät und Jo-Jo-Effekt dauerhaft loswerden wollen.

Natürlich können Sie auch 2 Intermoll-Fastentage in der Woche einlegen, beispielsweise montags und donnerstags. Für das reine Bär-Naturell ist es sehr viel einfacher, 2 Suppentage in der Woche einzuhalten, als 7 Tage mit schlechtem Gewissen Kalorien zu zählen und auf Diäten zu setzen.

Der Tiger profitiert enorm von den Suppentagen, wenn der Stress bei ihm zu Sodbrennen und Übersäuerung geführt hat. Dann schmeicheln die warmen Suppen seinen Schleimhäuten im Magen-Darm-Trakt und regulieren seinen Stoffwechsel. Grundsätzlich sind die Suppentage immer dann sinnvoll, wenn durch zu viel Stress Verdauungsprobleme auftreten. Berufstätige können ihn bestens in ihren Alltag integrieren.

Der Suppentag ist auch ideal vor Eingriffen wie einer Zahn-Operation, Reisetagen oder anderen außergewöhnlichen Belastungen. Menschen, die regelmäßig Medikamente einnehmen müssen, profitieren immer von diesem Detox-Day. Besonders vor der Chemotherapie hat sich die Umstellung auf Suppen bewährt. Studien mit Brustkrebspatientinnen zeigen, dass die Nebenwirkungen der Chemotherapie erheblich abgemildert wurden, wenn sie 36 Stunden vor jeder Chemotherapie gefastet hatten. Diese Ergebnisse wurden am Brustzentrum Berlin Zehlendorf erzielt und müssen durch weitere Studien bestätigt werden.

Die 5:2-Methode

Diese Methode des Intervallfastens stammt aus England. Die britische Ernährungsexpertin Michelle Harvie entwickelte sie an der Uniklinik South Manchester, als sie feststellte, dass viele ihrer Patienten Probleme hatten, eine Diät durchzuhalten. Also war die Zeit reif für ein einfaches Konzept mit wenigen, gut zu befolgenden Regeln. Das Konzept ähnelt der 6:1-Methode, nur geht es

hier um 2 Fastentage pro Woche. An den anderen 5 Tagen kann man dann normal essen. Kleiner Unterschied: Es muss nicht zu hundert Prozent gefastet werden, 500 Kalorien (kcal) für Frauen und 600 für Männer sind pro Fastentag erlaubt. Empfohlene Nahrungsmittel sind Gemüse, Salate, Früchte und Suppen.

Die Wahl der Fastentage ist beliebig, aber Achtung: Sie sollten nicht direkt aufeinander folgen. Wie bei jeder Fastenart ist es auch hier wichtig, ausreichend zu trinken, am besten Wasser, es sind aber auch Tees erlaubt.

↪ **Fazit:** Zwei Tage pro Woche zu fasten, ist schon etwas schwieriger, aber durchaus machbar. Die Fastentage lassen sich gut durchhalten, denn ein begrenztes Nahrungsangebot gibt es ja. Das Konzept eignet sich auch sehr gut, um kleine Sünden auszugleichen – etwa, wenn man öfter eingeladen ist oder sich häufig abends zum Essen verabredet. Auch für diese Fastentage eignen sich typgerechte Saft-, Früchte- oder Suppentage hervorragend!

Die 10-in-2-Methode

Das klingt zunächst kompliziert, ist es aber gar nicht. Man spricht es „eins null in zwei" aus, was bedeutet: einen Tag essen und einen Tag fasten (an zwei aufeinanderfolgenden Tagen). Deshalb ist die Methode auch als „alternierendes Fasten" bekannt. Als Erfinder gilt der österreichische Kabarettist und Psychologe Bernhard Ludwig. Er selbst hat damit über 20 Kilogramm abgenommen.

Fazit: Jeden zweiten Tag fasten, das ist nur etwas für willensstarke Menschen mit Fastenerfahrung. Wir empfehlen, zu Beginn lieber eine weniger anspruchsvolle Methode wählen. Das On- und Off-Fasten ist zudem nur für Gesunde geeignet. Die Chance deutlich abzunehmen, ist jedoch größer als mit den anderen Methoden.

Die 16:8-Methode

Ein extrem populäres Diätkonzept, das ursprünglich aus den USA kommt. Es basiert auf der Idee des „*time-restricted feeding*" und bedeutet, dass die Zeitspanne der Nahrungsaufnahme im Tagesintervall begrenzt ist. Innerhalb von nur 8 Stunden wird gegessen, dagegen wird 16 Stunden lang gefastet, worin die Schlafenszeit natürlich enthalten ist. In diesen 16 Stunden verzichtet man vollständig auf alles, was Kalorien enthält. Wasser, ungesüßter Tee oder Kaffee sind erlaubt. Innerhalb des 8-stündigen Ess-Zeitfensters sollte man sich aber vernünftig und ausgewogen ernähren. Das funktioniert meist ganz gut, da man durch die verlängerte Abstinenzphase ohnehin nicht gleich Lust auf etwas Fettes und Schweres hat. Man erlebt quasi an jedem Morgen oder Vormittag eine neue Aufbauphase mit leichter gesunder Nahrung. Es gibt übrigens noch eine verschärfte Variante, die 20 : 4-Methode, auch als „Warrior-Diät" bekannt. Wir empfehlen sie nicht zur Langzeit-Anwendung, sondern höchstens für zwischendurch, um einen deutlichen Fastenimpuls zu setzen. Und auch nur für Gesunde.

Fazit: Die 16:8-Methode ist gut für Fastenneulinge geeignet, denn man muss nicht gleich einen ganzen Tag auf Nahrung verzichten.

Jeder kann seine Essensphase so ansetzen, dass sie gut in den Tagesablauf passt. Anzustreben ist allerdings ein möglichst frühes Abendessen. Wer das nicht schafft, kann alternativ das Frühstück auf später verschieben oder es ganz ausfallen lassen. Auch Berufstätige schaffen es in der Regel gut, diese verlängerte Ruhephase für das Verdauungssystem durchzuhalten.

Dinner-Cancelling

Das sogenannte Dinner Cancelling, also das Weglassen des Abendessens, bildet eigentlich den Ursprung aller Intervallfasten-Ansätze. Die Idee ist nämlich wesentlich älter als das Intervallfasten. Durch das Weglassen der Abendmahlzeit ergibt sich automatisch eine verlängerte Ruhezeit für unser Verdauungssystem. Dazu setzen wir einfach eine bestimmte Zeit fest, wonach nichts mehr gegessen wird, zum Beispiel 16 Uhr oder 18 Uhr. Danach ist Nahrungsaufnahme tabu. Im Prinzip handelt es sich dabei um die Vorstufe zur 16:8-Methode, allerdings ohne jede Vorgabe fürs Frühstück. Bei Menschen, die normalerweise eher spät zu Abend essen, ist

diese Methode natürlich besonders wirksam. Auch wer nach dem Abendessen gewohnheitsmäßig zu Chips und Schokolade greift, profitiert verstärkt. Das Dinner-Cancelling kann an einem oder mehreren Tagen pro Woche eingeschoben werden.

↪**Fazit:** Einfacher geht's nicht: Mit Dinner-Cancelling kann man zwischendurch einen kleinen Fastenimpuls setzen. Es ist zum Gewicht-Halten wie zur Entlastung bestens geeignet und auch gesünder als das Morgenfasten, da der biologische Rhythmus der Organe stärker berücksichtigt wird. Der Magen hat nach dem Modell der chinesischen Organuhr morgens von 7 bis 9 Uhr seine Maximalzeit und abends von 19-21 Uhr seine Minimalzeit.

Breakfast-Cancelling

Das Weglassen des Frühstücks setzt am anderen Ende des nächtlichen Nahrungsverzichts an und verlängert die Magen-Ruhepause diesmal in den Tag hinein. Im Prinzip ebenso einfach wie das Dinner-Cancelling, nur leider nicht ganz so effektiv.

↪ **Fazit:** Gut für den Einstieg geeignet. Supersimpel und als kleine Maßnahme durchaus empfehlenswert. Besser wäre Dinner Cancelling, doch wer das nicht schafft, kann auch mit dem Auslassen des Frühstücks kleine Erfolge erzielen. Beides zusammengenommen wäre dann ja auch schon 16:8!

FASTEN IN KURZEN INTERVALLEN – WIRKT DAS DENN?

Intervallfasten erfreut sich zunehmender Beliebtheit. Und das zu Recht, wie neue Erkenntnisse zur Wirksamkeit der Nahrungsabstinenz zeigen. Endlich ist erwiesen, was Fastenfreunde längst am eigenen Leib erfahren haben. Fasten wirkt bekanntlich lebensverlängernd, verjüngend und schützt vor diversen Krankheiten. Das Überraschende: Diese Erkenntnisse lassen sich auch auf das Intervallfasten übertragen. Obwohl die Zeiträume so kurz sind, setzt auch hier bereits der Fastenstoffwechsel ein und führt zu den genannten gesundheitlichen Vorteilen.

Gewichtsabnahme garantiert

Mit Intervallfasten können Sie den Fastenerfolg auf der Waage halten oder Ihr Gewicht noch weiter reduzieren. Und das ohne komplizierte Diätpläne. In den Essensphasen dürfen Sie futtern, was Sie mögen. Untersuchungen haben nämlich ergeben, dass der Nahrungsverzicht in der Fastenphase nicht mit Extraportionen in der Essensphase kompensiert wird. Im Gegenteil: Das Intervallfasten hilft dabei, sich auf Dauer gesünder, also basischer zu ernähren.

Bei vielen üblichen Diäten besteht die Gefahr des Jojo-Effektes, weil sich der Stoffwechsel auf die niedrige Kalorienzufuhr einstellt. Wer nach der Diät wieder normal isst, nimmt schnell zu. Das ist beim Intervallfasten anders, denn hier sinkt der Grundumsatz nicht, Ernährungswissenschaftler kamen sogar zu der Annahme, dass er sich erhöht. Fest steht, dass die Zellen wieder sensibler auf Insulin reagieren. Das Schlüsselhormon schleust die anflutenden Nährstoffe in die Zellen, vornehmlich den Supertreibstoff Zucker. Nehmen wir rund um die Uhr Nahrung auf, wird ständig Insulin ausgeschüttet, was zur Folge hat, dass sich die Zellen mit der Zeit „taub stellen", weil ihnen Nährstoffe im Überfluss angeboten werden. Sie schützen sich selbst vor einer Überfütterung. Doch dadurch sind im Blut nun zu viel Insulin und Zucker vorhanden. Hält dieser Zustand über Jahre an, entwickeln wir früher oder später einen Diabetes Typ 2.

Schnelles Umschalten auf Fettverbrennung – der Insulinstoffwechsel regeneriert sich

Außerdem wird der Fettabbau blockiert, wenn Insulin im Blut zirkuliert. Deshalb wird Insulin auch gern als „Dickmacher-Hormon" bezeichnet. Durch Intervallfasten regulieren und normalisieren sich diese Vorgänge. Es wird weniger Insulin ausgeschüttet, weil die Zellen besser darauf reagieren – sie „stellen sich nicht mehr taub". Das schützt uns nicht nur vor Diabetes, sondern macht auch schlank, weil der Fettabbau nicht länger verhindert wird. Das Schöne dabei: Der Körper kann tatsächlich vom alltäglichen Zuckerstoffwechsel sehr schnell auf „Reserve" umschalten – und beginnt, Fett zu verbrennen. Ähnlich, wie man es vom Sport kennt. Intervallfasten ist also ein vergleichbar gutes Stoffwechseltraining wie Sport. Kombinieren wir beides, haben wir eine unschlagbare Methode zum Abnehmen.

Die Hormonfalle bei Frauen: Wenn beim Intervallfasten nichts mehr geht

So finden Sie aus der Stoffwechsel-Sackgasse

Der populäre Fernsehmoderator und Arzt Eckart von Hirschhausen hat mit der 16:8 Methode viele Kilos verloren und das Intervallfasten hierzulande weiter bekannt gemacht. Doch wer jetzt denkt: Super, abnehmen ohne Diät – das läuft bei mir bestimmt genauso, der könnte enttäuscht werden. Denn möglicherweise genügt das Intervallfasten nicht, um eine ausgiebige Fettverbrennung in Gang zu bringen. Dann nämlich, wenn der Stoffwechsel blockiert ist. Von dieser Diät-Sackgasse sind vor allem Frauen betroffen. In erster Linie solche, die schon viele Diäten ausprobiert haben und deren Hormone aus dem Gleichgewicht geraten sind.

Mann und Frau reagieren nicht gleich aufs Intervallfasten

Der Schlüssel liegt im unterschiedlichen Hormonstoffwechsel von Mann und Frau. Hormone beeinflussen quasi alles – sie kontrollieren den Energie- und den Stressstoffwechsel und regulieren die Fettverbrennung. Evolutionär betrachtet, ist unser Körper an das Intervallfasten gewöhnt, da wir in der Entwicklungsgeschichte immer wieder Hungerphasen überstehen mussten. In solchen Zeiten schaltet der Körper vom Energielieferanten Glukose in der Leber auf die Energiequelle Fett aus den Depots um. Dabei werden Fettsäuren in der Leber in Ketone umgewandelt und dienen in der Fastenzeit als Energiequelle. Dieses Umschalten von Zucker auf Fett braucht eine gewisse Zeit. Weil die Energie nicht sofort strömt, kommt es im Körper zunächst zu einer kleinen Stressreaktion mit hormonellen Folgen. Das gilt auch fürs Intervallfasten. Wenn über eine bestimmte Zeit keine Nahrung zugeführt wird, kommt im Körper das Signal „Hungersnot" an und er wechselt für kurze Zeit in den Modus „Überleben". Sein Programm heißt: „Gewicht halten, Fettreserven sichern!". Nun kommen die Hormone ins Spiel. Der Zustand des Nahrungsentzugs bewirkt, dass wir vermehrt die Stresshormone Cortisol und Adrenalin ausschütten. Es gibt kein Essen, also könnte das Leben in Gefahr sein.

Überleben ist wichtiger als Vermehren

Der Modus „Fortpflanzung" tritt nun in den Hintergrund. Dadurch entsteht ein hormonelles Ungleichgewicht und die weiblichen Sexualhormone Progesteron und Östrogen werden nicht ausreichend gebildet. Aus Sicht des Körpers sind sie momentan nicht nötig. Und genau dieser Mechanismus blockiert viele Frauen beim Intervallfasten. Denn Östrogen ist für Frauen wichtig, um Fett zu verbrennen und Gewicht zu verlieren. Progesteron sorgt für gute Laune und Fröhlichkeit. Wasseransammlungen, schlechte Laune, Schlafprobleme und bleierne Müdigkeit sind die Folgen dieses Hormonmangels. Schon kleine Veränderungen im hormonellen Regelkreis können derartige Störungen hervorrufen. Frauen reagieren also erheblich sensibler auf das Intervallfasten als Männer.

So klappt es trotzdem mit dem Fastenerfolg

Profitieren Frauen dann überhaupt vom Intervallfasten? Ganz eindeutig: ja. Sie müssen nur bestimmte Regeln einhalten, damit die Hormone im Gleichgewicht bleiben. Grundsätzlich verbessert jedes Fasten und Intervallfasten den Hormonstoffwechsel, reduziert das Gewicht und macht den Körper gesünder. Mit den folgenden Tipps ziehen Sie den optimalen Nutzen aus Ihrem Fastenintervall.

1. Typgerecht Intervallfasten

Typgerechtes Intervallfasten sorgt dafür, dass die hormonelle Reaktion ausbleibt oder gemildert wird. Zum Beispiel das sensible Reh, das mit geringem Körpergewicht ans Fasten geht: Bei dem empfohlenen 12:12-Fastenintervall entsteht überhaupt kein Stress im Körper, also bleiben auch die Stresshormone auf Normalniveau. Der entspannte Bär kann 16 Stunden oder länger fasten, er hat ausreichend Fettreserven, und

sein Körper gerät durch Nahrungsverzicht nicht so stark in Panik. Das bedeutet also: Für Frauen ist es noch wichtiger, gemäß ihrem Naturell zu fasten, damit Sie mit Lebensfreude, guter Laune und letztlich mit Erfolg durch die Intervallfastenzeit kommen. Frauen, die nach der 5:2-Methode vorgehen, sollten die Fastentage möglichst weit voneinander trennen, etwa Dienstag und Samstag nehmen. Bei der 16:8-Methode gilt: Wenn Sie das lange Fastenintervall als belastend empfinden, testen Sie ein kürzeres – also 14:10 oder 12:12. Wenn sich auch dann noch keine gute Laune einstellen will, sollten Sie immer einen Pausentag zwischenschieben. Also zum Beispiel: dienstags, donnerstags, samstags, montags usw. An den übrigen Tagen essen Sie normal (am besten nach der 70/30-Regel).

2. Wenn die Hormone aus dem Lot sind

Leider ist heute bei vielen Menschen die Hormonbilanz nicht ausgeglichen. Oft sind die Spiegel der „guten" Hormone wie Testosteron, Wachstumshormon (das gegen das Altern wirkt), Noradrenalin (das uns geistig fit hält), Progesteron etc. zu niedrig. Dafür sind die der Stresshormone Cortisol und Adrenalin erschreckend hoch. Hinzu kommen überhöhte Spiegel des Dickmacherhormons Insulin. Die gute Nachricht: Durch eine gesunde basenbildende Ernährung kann man den Hormonhaushalt positiv beeinflussen. Hormone arbeiten nur bei bestimmten Säurewerten (pH-Wert), sind also abhängig vom Säure-Basen-Haushalt. Wenn das Abnehmen überhaupt nicht in Gang kommt, dann sollte der Stoffwechsel mal grundlegend entsäuert werden. Hier sind dann auf jeden Fall das lange Fastenintervall von einer Woche und eine basische Ernährung zu empfehlen. Eine komplette Anleitung zum Entsäuern finden Sie in meinem Buch: *Schlank statt sauer* aus dem Südwest Verlag.

3. Futtern für mehr Testosteron und Östrogen

Das Hormon Testosteron beispielsweise wird aus Zink, Eiweiß und Vitamin B6 aufgebaut. Diese Nährstoffe sind etwa in Vollkornbrot, Weizenkeimen, Pfifferlingen und Magerquark enthalten. Frauen haben durch das weibliche Geschlechtshormon Östrogen einen besonderen Schutz vor Osteoporose, Herzinfarkt und Alzheimer. Nach den Wechseljahren ist dieser Schutz allerdings nicht mehr vollständig gegeben. Auch hier hilft Ihnen eine basische Kost: Frauen können mit pflanzlichen Phyto-Östrogenen nachhelfen, die zum Beispiel in Sonnenblumenkernen, Leinsamen, Kichererbsen, Walnüssen und Sojaprodukten stecken.

4. Eiweiß für die Hormonbildung

Achten Sie auch darauf, ausreichend wertvolles Eiweiß zu verzehren. Es besteht aus Aminosäuren, die wichtig für die Hormonproduktion sind. Gute pflanzliche Quellen sind zum Beispiel Nüsse, Vollkorngetreide und Hülsenfrüchte.

Wichtig ist auch eine hohe biologische Wertigkeit der Eiweiße. Dahinter verbirgt sich das Potenzial einer Aminosäure, in körpereigenes Eiweiß umgebaut zu werden. Die höchste biologische Wertigkeit erzielt man mit Kombinationen verschiedener Eiweißquellen. Zum Beispiel Kartoffeln und Kräuterquark,

Kartoffeln und Ei, Fisch und Gemüse, Hülsenfrüchte plus Getreide oder Gemüse. Wussten Sie, dass Kartoffeln und Ei mehr verwertbares Eiweiß liefern als ein Steak? Denken Sie aber an die 70/30-Regel und puffern Sie tierisches Eiweiß immer mit reichlich Gemüse, Salaten, Obst und Kartoffeln ab.

5. Magnesium als Schlankmacher und Stressbremse

Unter den Mineralstoffen gibt es einen Schlankmacher, der für die Fettverbrennung unverzichtbar ist: Magnesium. Es sorgt dafür, dass das Hormon Insulin den Zucker in die Zellen schleusen kann und verbessert so die Insulinsensitivität. Magnesium ist aber auch wichtig, um die Stresshormone im Lot zu halten. Jeden Tag eine Handvoll Nüsse zu essen, hilft dabei, den Magnesiumspiegel zu stabilisieren. Keine Angst, die Kalorien aus den Nüssen landen nicht auf Ihrer Hüfte, sondern werden im Stoffwechsel verbraucht. Falls das bei Dauerstress nicht genügt, ist ein gut verträgliches Magnesiumpräparat das Mittel der Wahl. Die beste Darreichungsform ist Magnesiumcitrat.

6. Hormonfeinde meiden

Vorsicht mit Kantinenessen, Fast Food und Fertigprodukten. Sie enthalten nicht nur zu viel Fett, Zucker und leere Kalorien, sondern auch zu wenig Vitamine und Mineralstoffe. Die fehlen dann für die Bildung der „guten", schlank, jung und fit machenden Hormone. Besser wäre, regelmäßig selbst frisch zu kochen, natürlich mit reichlich basenbildenden Zutaten. Das gilt auch für Süßwaren, Limonaden und Backwaren – sie sind nicht nur Feinde einer guten Figur, sondern auch Garanten dafür, dass die „schlechten" Hormone wie Insulin und Cortisol verstärkt gebildet werden. Deshalb ist es beim Intervallfasten wichtig, in der Essensphase mit industriellem Zucker sehr sparsam umzugehen. Naschkatzen sollten versuchen, nur einmal pro Tag Süßes zu verzehren, und zwar am besten direkt nach dem Mittagessen, weil dann der Insulinspiegel ohnehin hoch ist. Ganz ungünstig sind ständige zuckerhaltige Zwischenmahlzeiten wie Limonaden, Süßigkeiten oder süßes Gebäck, die jedesmal wieder zu einer Insulinausschüttung führen und die Bauchspeicheldrüse überlasten. Und noch etwas: wenn süß, dann am liebsten ein selbst gemachtes Dessert mit vielen Früchten oder Bitterschokolade mit einem Kakaoanteil von über 70 Prozent.

7. „Hormon-Organe" fit halten

Es ist generell, aber besonders für Frauen wichtig, viel zu trinken. So werden die Nieren durchgespült und die Reinigung verbessert. Gleichzeitig profitiert auch die Nebenniere davon, da dieses Organ besonders viele Hormone produziert.

Achten Sie auch auf Ihre Schilddrüse. Sie trägt maßgeblich zu unserem Wohlbefinden bei und regelt unsere körperliche Leistungsfähigkeit. Eine Unterfunktion der Schilddrüse führt zur Gewichtszunahme und blockiert die Fettverbrennung. Eine solche Unterfunktion tritt häufig bei Frauen während der Wechseljahre auf. Sie fühlen sich dann müde, frieren permanent, und der Darm neigt zur Verstopfung. Deshalb bei jeder Blutuntersuchung unbedingt die Schilddrüsenwerte mit kontrollieren lassen und Fehlfunktionen konsequent behandeln!

8. Mit dem Licht leben

Gehen Sie ans Licht, Sie brauchen die Sonne und den Wechsel von Hell und Dunkel, damit Ihre innere „Organuhr" optimal funktionieren kann. Dieser Begriff stammt aus der Traditionellen Chinesischen Medizin. Man geht davon aus, dass im täglichen Energiekreislauf jedes Organ eine Phase der höchsten Aktivität und 12 Stunden später eine Ruhephase hat. Bei der Leber ist das zum Beispiel die Zeit zwischen 1 und 3 Uhr nachts. Ihre Ruhephase hat sie entsprechend zwischen 13 und 15 Uhr (dann ist übrigens auch ein Leberwickel am wirkungsvollsten). Auch die Zirbeldrüse hat ihren eigenen Rhythmus, der durch Hell und Dunkel bestimmt wird. Nur wenn wir uns diesem natürlichen Tag-Nacht-Wechsel anpassen, ist sie in der Lage, ausreichend Melatonin zu produzieren. Melatonin ist ein wahres Better-Aging-Hormon, das uns jung hält. Sie können natürlich auch öfter mal eine Banane essen. Bananen sind super basisch, enthalten Tryptophan, dem es möglich ist, erst Serotonin und dann Melatonin aufzubauen.

9. Pfunde runter mit Sport

Reduzieren Sie Ihr Übergewicht und bauen Sie Bauchfett ab. Gerade dieses in der Körpermitte angesiedelte Fett produziert permanent Entzündungsstoffe und eine Reihe von „schlechten" Hormonen, die unsere Powerhormone zurückdrängen. Abnehmen funktioniert am besten, wenn wir uns regelmäßig bewegen. Denn Sport fördert die Ausschüttung von Noradrenalin. Dieses Hormon regt die Fettverbrennung an und verringert so Übergewicht. Außerdem macht es gute Laune und sorgt für einen klaren Geist. Unser Körper liebt es, wenn wir ihn strecken, dehnen und seine Muskeln stärken. Optimal ist eine Mischung aus Ausdauer- und Kraftsport. Dem Yoga kommt eine besondere Bedeutung zu: Es hält uns beweglich, fördert den Muskelaufbau und hilft gegen Stress. Durch die Konzentration auf die Atmung verweilen Sie im Hier und Jetzt, bauen Spannung ab und erzielen ein angenehmes Wohlgefühl.

• •

Bei langen Fastenintervallen von einer Woche oder mehr stellt sich der Stoffwechsel komplett um und findet wieder in sein hormonelles Gleichgewicht. Nach den ersten 2 Tagen verändert sich der Hormonhaushalt und die Glückshormone verdrängen die Stresshormone. Der Körper lernt schnell, seine Energie aus dem Fettstoffwechsel zu beziehen. Es entsteht keine Stresssituation für den Körper. Sowohl Männer als auch Frauen haben kein Problem mit der typgerechten Fastenwoche, fühlen sich wohl und leistungsfähig, verlieren Gewicht und gehen auch mental gestärkt aus der Woche hervor.

• • • • • • • • • • • • • • • • • •

DIE SCHLANKMACHER-FORMEL, BASEN GEGEN LÄSTIGE PFUNDE

Wir wissen heute aus vielen wissenschaftlichen Untersuchungen, dass vor allem die Kohlenhydrate die Fettverbrennung blockieren. Am schlimmsten für die Figur sind die schnell resorbierbaren Zucker wie in Süßwaren, Limonaden, Gebäck/Backwaren und Weißmehlprodukten. Greifen Sie in der Essensphase nur einmal am Tag zu etwas Süßem, am besten nach der Hauptmahlzeit. Gerade wenn Sie ein „Süßschnabel" sind, sollten Sie nicht permanent naschen.

Durch das Intervallfasten lernt der Körper wieder, vom Zucker- auf den Fettstoffwechsel umzustellen, das Hüftgold wird langfristig weniger werden. Dieser Prozess wird durch das permanente Naschen gestört und kann daher nicht ablaufen. Das Fett bleibt dann auf der Hüfte liegen. Es ist also nicht das Fett, was auf der Hüfte landet, sondern der zu hohe Zuckerkonsum in versteckter Form. Anders ist das bei Kartoffeln, Naturreis und Vollkornnudeln. Diese langkettigen Kohlenhydrate sättigen uns durch ihren hohen Ballaststoffanteil, und sie werden langsam ins Blut aufgenommen. Zudem füttern sie die gesunde Darmflora an und sorgen für eine gute Verdauung. Figur Feind Nummer 1 ist neben dem Zucker der Alkohol. Er blockiert die Fettverbrennung und wird in Fett umgewandelt, Übergewicht entsteht. Wenn Sie intervallfasten wollen, um ein paar lästige Kilos loszuwerden, dann lassen Sie den Alkohol einfach weg. Doch das Wichtigste: Durch das Fasten und Intervallfasten wird das Bindegewebe entsäuert. Nur mit einem basischen Bindegewebe kann die Fettverbrennung erfolgen.

Ein übersäuertes Gewebe bewirkt einen mangelhaften Abtransport von sauren Zwischenprodukten aus den Zellen. Die Fettsäuren können aus den Fettzellen nicht herausgelöst werden, ein Fettabbau ist nicht möglich. Fett- und Bindegewebe müssen also in Intervallen entleert werden, um funktionstüchtig zu bleiben. Fehlt diese tägliche Reinigung von überflüssigen Fettsäuren und anderen Säuren sowie ausscheidungspflichtigen Stoffen, wird das Gewebe geschädigt, geschwächt und blockiert, das verhindert eine Gewichtsabnahme.

Basischer Genuss ohne Stress

Achten Sie beim Intervallfasten auf eine ausgewogene basische Ernährung. Die Qualität der Nahrung ist wichtiger als die Quantität. Bevorzugen Sie frische Lebensmittel wie Gemüse, Salate, Obst, Hülsenfrüchte, Vollkornprodukte, Nüsse. Das Schöne dabei: Sie müssen sich nicht mit dem Abwiegen und Kalorienzählen stressen. Genießen Sie Ihre Mahlzeiten und essen Sie ruhig, bis Sie sich satt fühlen. Die gut durchdachten Fastenintervalle sorgen ganz von selbst dafür, dass sich alles reguliert. Irgendwann pendelt sich Ihr Gewicht auf einen für Sie günstigen Wert ein. Das nennt man den „Set-Point". Versuchen Sie, dieses Gewicht in Zukunft zu halten.

Autophagie – die „Müllabfuhr" in der Zelle

Im Jahr 2016 ging der Medizin-Nobelpreis an Yoshinori Ohsumi. Der japanische Zellbiologe konnte nachweisen, dass die Zelle über ein Selbstreinigungsprogramm verfügt. Der Fachbegriff dafür lautet *Autophagie*. Er stammt aus dem Griechischen und lässt sich etwa mit „Selbstverdauung" übersetzen (*autóphagos* „sich selbst verzehrend"). Die Autophagie können wir genialerweise durch Fasten in Gang bringen. Dieser Aufräumprozess setzt nach etwa 12 Stunden ohne Nahrung ein. In jeder einzelnen Zelle werden alte, defekte, degenerierte, unbrauchbar gewordene Zellbestandteile in eine Art Müllsack gesteckt. Mithilfe von Enzymen und anderen Stoffen wird dieser Zellmüll, meist sogenannte Eiweißplaques, aufgespalten, entsorgt oder umfunktioniert. Beeindruckend: Aus einem Teil der zerlegten Rohmaterialien entstehen neu zusammengefügte, tadellos funktionierende Zellorganellen. Ein weiterer Teil wird als Energiequelle genutzt. Dieser aus Zellschrott gewonnene Brennstoff ist übrigens auch der Grund, warum beim Fasten kaum Muskeln abgebaut werden – vorausgesetzt man bewegt sie ordentlich! Der Rest des Zellmülls wird komplett entsorgt. Die Zelle hat in kurzer Zeit ganze Arbeit geleistet: Sie sieht wieder aus wie neu!

Behindern wir diesen lebenswichtigen Regenerationsprozess, indem wir ständig neue Nahrung aufnehmen, kann es auf die Dauer zu vielfältigen gesundheitlichen Störungen kommen. Umgekehrt bedeutet das jedoch auch, dass die Autophagie den Alterungsprozessen entgegenwirkt. Man kann es fast schon als Wunder bezeichnen, dass wir mit dem Fasten ein wissenschaftlich belegtes Mittel gegen frühzeitiges Altern in der Hand haben! Wir müssen uns nur dazu entscheiden, dieses Geschenk wirklich zu nutzen. Wir altern langsamer, wenn wir regelmäßig fasten. Das ist durch zahlreiche Untersuchungen an Tieren belegt. Beim Menschen fehlen die Beweise noch. Doch neue spannende Fastenstudien laufen bereits. Das bewusst eingesetzte Fasten wird für uns moderne Menschen immer wichtiger, da uns die natürlichen Schwankungen und Esspausen unserer Vorfahren heute fehlen. Wir

• •

Der Masterplan für ein längeres, schlankeres Leben: Jeden Tag ein bisschen Autophagie betreiben, indem man das nächtliche Fasten ausdehnt. Oder ein bis zwei Suppen-Fastentage pro Woche einlegen. Und dazu: ein- oder zweimal im Jahr eine ganze Fastenwoche einplanen. Das ist Zellpflege und optimale Vorsorge!

• •

• • • • • • • • • • • • • • • • • • • •

Hunger ist ein wertvoller Helfer. Immer, wenn wir ihn spüren, setzt der erwünschte Regenerations-Stoffwechsel ein. Betrachten Sie Hunger am besten ab sofort als Ihren Freund!

• • • • • • • • • • • • • • • • • • • •

sind immer und überall bestens versorgt – leider nicht zu unserem gesundheitlichen Vorteil! Früher war es ganz natürlich, regelmäßige Esspausen zu haben. Schwankungen im Nahrungsangebot waren die Regel, Lebensmittel waren nicht ständig und überall verfügbar. Der Mensch musste körperlich viel leisten, um an die nötigen Kalorien zu gelangen. So waren die Zell-Recycling-Mechanismen auch ein Überlebensprinzip. Neues Baumaterial war nicht verfügbar, also griff man auf das alte zurück. Anstatt zu verhungern, hat sich die Zelle durch „Recycling" geholfen und so überlebt. All das zeigt: Die Natur ist noch immer klüger als wir. Wir müssen diesen uralten und weisen genetischen Überlebensstrategien nur die Möglichkeit geben, auch wirksam zu werden. Fasten und Intervallfasten sind die beste Strategie, um unsere Gesundheit bis ins hohe Alter zu erhalten. Lassen Sie uns diese Chance nutzen! Den Anfang haben Sie ja schon gemacht.

Fasten macht schlau

Spannend ist auch die Tatsache, dass sich sowohl Fasten als auch Intervallfasten positiv auf das Gehirn auswirken. Im Fastenstoffwechsel wird nämlich der Wachstumsfaktor BDNF ausgeschüttet. Die Abkürzung steht für *Brain-derived Neurotrophic Factor*. Auf Deutsch etwa: „vom Gehirn ausgehender Nerven-Neubildungs-Faktor" – eine sensationelle Entdeckung! Denn früher ging man davon aus, dass einmal abgestorbene Gehirnzellen nicht mehr ersetzt werden können. Diese Annahme ist nun widerlegt. Und Fasten kann beträchtlich zur Entstehung neuer Nervenzellen beitragen. Mit Blick auf die Evolution ist das schlüssig. In den Urzeiten kam es regelmäßig zu Nahrungsmangel. Der Organismus musste auf kreative Weise sein Überleben sichern. Die neu produzierten grauen Zellen kamen da gerade recht. Interessanterweise genießen auch bereits bestehende Nervenzellen und Synapsen in Zeiten des Hungers besonderen Schutz. Synapsen sind die „Schaltstellen" der Nervenzellen. Dort springen die Informationen von einer zur nächsten Zelle über. Und je mehr solcher Verbindungen bestehen, desto höher sind Gedächtnis- und Denkleistung unseres Gehirns. Doch zwischen den Synapsen kann sich Protein-Müll ansammeln. Und der stört natürlich die Informationsweitergabe. Auch hier leistet das Fasten Erstaunliches. Denn es sorgt für den Abtransport der Eiweißschlacken auch an den Synapsen.

> Prinzipiell bilden sich zusätzliche Verknüpfungen im Gehirn, wenn wir Neues ausprobieren, zum Beispiel, indem wir lernen, unsere Finger beim Klavierspielen neu zu koordinieren. Wer regelmäßig fastet UND sich immer wieder Neuem stellt, bewirkt eine Prävention vor neurodegenerativen Erkrankungen wie Demenz, Alzheimer oder Parkinson.

Die Ketose bringt das Gehirn in Topform

Fasten wirkt noch auf einer anderen Ebene positiv auf unser Gehirn:

Es löst die sogenannte Ketose aus. Wenn unsere körpereigenen Zuckerspeicher (Glykogen) aus der Leber verbraucht sind, dann wird Fett in Ketonkörper umgewandelt, die es vor allem Herz und Gehirn erleichtern, konstant leistungsfähig zu bleiben. Diese wichtigen Organe bevorzugen in der Regel Zucker als Brennstoff, und sie werden auch bevorzugt beliefert. Wenn der Zucker knapp wird, richtet der Körper eine schnelle und effiziente Energieüberbrückung ein. Herz und Gehirn werden dann mit diesen Ketonkörpern „gefüttert". Sie sollen ja unbedingt weiterarbeiten, komme, was wolle! Ketonkörper scheinen aber noch viel mehr zu können: Sie machen das Gehirn besonders leistungsfähig. Vielleicht ist das der Grund, warum man beim Fasten auf so viele gute Ideen und Problemlösungen kommt! Übrigens: Die beim Fasten aus Fettreserven gebildeten Ketonkörper haben sogar eine antientzündliche Wirkung.

**Die Autophagie ankurbeln –
durch die richtige Nahrung**

Kaum zu glauben, aber wahr: Mit den richtigen Lebensmitteln können wir die Autophagie in Gang bringen. Dabei spielt der Stoff Spermidin eine wichtige Rolle. Wie der Name schon sagt, ist er im Sperma in hoher Konzentration enthalten. Es handelt sich um ein stark basisches Molekül, das eigentlich die Aufgabe hat, das saure Scheidenmilieu zu neutralisieren. Doch man findet es auch in verschiedenen Lebensmitteln. Zum Beispiel in Pilzen, allen voran im Kräuterseitling, den es in gut sortierten Naturkostläden gibt. Auch Weizenkeime und die Sojabohne enthalten Spermidin. Daher sollten diese Lebensmittel den Speiseplan beim Intervallfasten unbedingt ergänzen.

**Intervallfasten gegen
Entzündungen**

Gerade bei chronischen Krankheiten mit entzündlichen Prozessen wie Rheuma, Arthritis, Neurodermitis oder chronisch entzündlichen Darmkrankheiten bringt Intervallfasten Erleichterung. In der Zeit, in der nicht gegessen wird, setzt wie beschrieben der Regenerationsstoffwechsel ein. Die Zufuhr entzündungsfördernder Nahrungsbestandteile unterbleibt, bestehende Entzündungen können ausheilen – ein doppelter Entlastungseffekt also. Bei entzündungsbasierten Erkrankungen kommt es neben dem Fasten vor allem auf die richtige Nahrungsauswahl an. Ungünstige Fette aus tierischen Quellen, aber auch einige Pflanzenöle wie Sonnenblumen-, Maiskeim- und Distelöl halten die Entzündungen sonst am Laufen und sollten daher gemieden werden. Beim Saft-, Früchte- und Suppenfasten wird daher generell auf tierische Lebensmittel verzichtet, die Pflanzenöle werden entsprechend ausgewählt.

Intervallfasten hat noch einen weiteren positiven Effekt auf Entzündungen: Es baut nämlich zuallererst das ungünstige Bauchfett ab. Dieses hormonangereicherte Bauchfett lagert sich um die und in den Organen ab und ist extrem stoffwechselaktiv. Ständig werden von dort kleine Entzündungen entfacht. Der Körper leidet unter diesem oftmals über lange Zeit unbemerkten, jedoch permanenten Störfeuer. Der Bauchumfang ist ein guter Indikator, um zu prüfen, ob man sich zu viel von dem sogenannten viszeralen Bauchfett angefuttert hat. Auch ein geschwächter Darm, der durch chronische Entzündungen durchlässig geworden ist *(leaky gut syndrom)* profitiert vom Intervallfasten.

So messen Sie Ihren Bauchumfang: Legen Sie ein Maßband um Ihre Taille. Es sollte unterhalb der untersten Rippe und oberhalb des Hüftknochens liegen. Bei Frauen sollte der Umfang nicht mehr als 88, bei Männern nicht mehr als 102 Zentimeter betragen. Studien haben aber ergeben, dass das Risiko für entzündliche Herz-Kreislauf-Erkrankungen schon ab 80 Zentimetern bei Frauen und 94 Zentimetern bei Männern leicht erhöht ist.

Bessere Blutwerte durch Intervallfasten

Wir bauen nicht nur das gefährliche Bauchfett ab, sondern wir verbessern auch unsere Blutfettwerte durch Fasten und Intervallfasten. In der Fastenwoche und an den eingeschobenen Fastentagen nehmen wir ausschließlich hochwertige Pflanzenöle mit optimaler Fettsäurenzusammensetzung zu uns. Das trägt meistens dazu bei, dass der Cholesterinspiegel auf das erwünschte Niveau sinkt. Doch wir können noch mehr tun: Regelmäßige Bewegung verbessert den Anteil des „guten" HDL-Cholesterins. Am wirkungsvollsten ist eine regelmäßige Ausdauerbelastung. 180 Minuten pro Woche reichen dabei bereits völlig aus. Ob Sie als Einsteiger sechsmal 30 Minuten walken, joggen, Rad fahren oder schwimmen oder als Fortgeschrittener dreimal 60 Minuten Ausdauersport betreiben, spielt dabei keine Rolle.

Schutz vor Diabetes Typ 2

Da sich durch das Intervallfasten die Insulinsensitivität erhöht, funktioniert auch die Zuckeraufnahme in die Zelle besser. Somit verbessert sich über lange Sicht auch der HbA1c-Wert. HbA1c, vereinfacht Langzeit-Blutzucker, ist eine Verbindung aus Hämoglobin und Glucose, die Rückschlüsse auf die Qualität der Blutzuckereinstellung zulässt. Bei chronisch erhöhten Blutzuckerwerten erhöht sich automatisch auch der HbA1c-Wert. Das Problem: Bei einem erhöhten HbA1c-Wert verzuckern und verkleben unsere roten Blutkörperchen regelrecht. In diesem Zustand können sie ihre Hauptaufgabe nicht mehr ausreichend erfüllen: Sie sollen doch den für uns lebenswichtigen Sauerstoff transportieren. Sauerstoffmangel bedeutet, dass uns Lebensenergie fehlt, wir werden müde, der Stoffwechsel wird träge. Das Schöne ist, wer regelmäßig

GUTE FETTE, SCHLECHTE FETTE

Cholesterin zählt neben den Triglyzeriden zu den Blutfetten. Bei einer Blutuntersuchung werden zwei unterschiedliche Cholesterinwerte bestimmt. Das „schlechte" LDL- und das „gute" HDL-Cholesterin. LDL steht für *Low-Density-Lipoprotein*, HDL für *High-Density-Lipoprotein*. Warum ist das eine gut, das andere schlecht? Ganz einfach: Cholesterine sind Fett-Eiweiß-Verbindungen (Lipoproteine) mit unterschiedlicher Dichte *(Density)* in Bezug auf den Eiweißanteil. Ein hoher Proteinanteil (HDL) schützt unser Gefäßsystem, ein niedriger (LDL) ist potenziell schädlich. Entscheidend für die Aussagekraft einer Blutanalyse sind das Gesamtcholesterin und das Verhältnis zwischen gutem und schlechtem Cholesterin. Das Gesamtcholesterin sollte unter 200 mg/dl liegen (LDL unter 160 mg/dl und HDL über 40 mg/dl). Die Faustformel dafür lautet: LDL-Cholesterin möglichst niedrig, HDL-Cholesterin möglichst hoch. Um das Verhältnis zwischen LDL und HDL zu ermitteln, wird der Wert des LDL-Cholesterins durch den des HDL-Cholesterins geteilt. Mediziner bezeichnen diesen Quotienten häufig als „Arteriosklerose-Risiko-Index". Dieser Wert liegt idealerweise unter drei. Ist der Quotient größer als vier, besteht ein erhöhtes Risiko für Herz-Kreislauf-Erkrankungen.

intervallfastet, kann den HbA1c-Wert nachhaltig verbessern. Das ist die beste Prävention vor Diabetes Typ 2.

Futterpausen für die Darmflora

In unserer Darmflora tummeln sich rund 100 Billionen (!) Bakterien. Vor allem der Dickdarm ist von unseren kleinen Freunden dicht besiedelt. Freunde, weil wir sie brauchen und sie uns – eine Art von Symbiose, könnte man sagen. Denn diese schier unvorstellbar große Zahl von Mikroorganismen sorgt nicht nur dafür, dass unsere Verdauung funktioniert, sondern schützt uns auch vor krank machenden Keimen, produziert wichtige Vitamine und stimuliert das Immunsystem. Wissenschaftler gehen davon aus, dass etwa 80 Prozent aller Immunzellen in der Darmschleimhaut gebildet werden. Damit wird sofort klar, wie bedeutsam eine intakte Darmflora für unsere Gesundheit ist. Und hier kommt die Vielfalt zum Tragen: Je bunter die Zusammensetzung unserer Darmflora ist, desto gesünder sind wir. Was für die Natur gilt, gilt schließlich auch für uns: Das Artensterben muss verhindert werden, denn jede fehlen-

Verschiedene Faktoren können die Bakterienkultur in unserem Darm schädigen oder aus dem Gleichgewicht bringen. Vor allem die Einnahme von Antibiotika wirkt sich negativ aus. Diese Medikamentengruppe wird gezielt gegen Mikroorganismen eingesetzt, indem deren Wachstum geschwächt wird oder sie ganz abgetötet werden. Das Problem: Mit den Keimen, die zum Beispiel für eine Lungenentzündung verantwortlich sind, werden auch viele „gute" Bakterien eliminiert. Daher ist es besonders wichtig, den Darm nach einer solchen Therapie bei seiner Regeneration zu unterstützen.
Auch hier ist es wieder sinnvoll, ein Glas Kanne Brottrunk täglich zu trinken (siehe Seite 144).

de Art schwächt unsere Ökosysteme, ob „innen" oder „außen". Es gibt also viele gute Gründe, unsere Darmflora gut zu behandeln. Und wie geht das? Erstens, indem wir sie mit ihrer Lieblingskost, den Ballaststoffen, „füttern". Diese weitgehend unverdaulichen Kohlenhydrate finden wir vor allem in vollwertigen pflanzlichen Lebensmitteln wie Gemüse, Obst, Hülsenfrüchten und Vollkornprodukten. Und diese Lebensmittel verzehren wir reichlich beim Saft-, Früchte- oder Suppenfasten. Zweiter Punkt: Durch Fasten und Intervallfasten werden unsere Darmbakterien angeregt, sich zu vermehren. Sollten Sie zu Darmproblemen und Reizdarm neigen, so führen Sie Ihrem Darm doch regelmäßig die wertvollen Milchsäurebakterien zu. Trinken Sie täglich 1 Glas Kanne Brottrunk mit Wasser verdünnt.

Intervallfasten: Die 10 wichtigsten Fragen

1. An wie vielen Tagen in der Woche soll ich intervallfasten?

Wer gesund ist und keine Probleme hat, den Zyklus durchzuhalten, kann im Prinzip täglich intervallfasten. Doch viele halten das nicht durch. Man sollte versuchen, 3 Tage pro Woche zu schaffen. Manche legen das Intervallfasten auf die Arbeitstage, weil es ihnen dann leichter fällt. Der Tag ist ohnehin durchgetaktet

und das Nahrungsangebot oft nicht gerade verlockend. Dann können sie am Wochenende mit der Familie schlemmen. Andere halten es genau umgekehrt und nutzen das Wochenende für mehr Achtsamkeit und das Fasten. Grundsätzlich gilt: Jeder Fastentag ist ein guter Tag!

2. Ich bin zum Essen eingeladen, wie vereinbare ich das mit meinem Fastenintervall?

Entweder, Sie verschieben das Fasten auf den nächsten Tag, oder Sie versuchen, das Intervall zu halten, indem Sie die erste Mahlzeit des Folgetages erst später einnehmen. Hilfreich ist es auch, zumindest das Dessert wegzulassen. So ist schon eine halbe Stunde gespart! Bei Einladungen gilt generell: Entscheiden Sie sich für Dessert ODER Alkohol. Beide blockieren den Fettabbau, zusammen für eine ungesund lange Zeit. Eine Regel, die man übrigens grundsätzlich befolgen sollte!

3. Muss ich beim Intervallfasten Einläufe machen?

Nein, das ist nicht nötig. Denn der Stoffwechsel fährt nicht so herunter wie bei einer Fastenwoche. Es entstehen weder belastende Endprodukte aus dem Leber-Galle-Stoffwechsel, noch besteht die Gefahr einer Rückvergiftung. Wichtig ist allerdings, dass Sie viel trinken. Auch die anderen Fastenrituale wie Bürstenmassage, Brottrunk oder Leberwickel können je nach Typ und Vorlieben eingebunden werden.

4. Ich möchte beim Intervallfasten auf Zucker verzichten, wie ist es mit Süßstoff?

Auf Zucker zu verzichten, ist generell eine gute Idee. Doch Süßstoff ist keine empfehlenswerte Alternative. Denn er wird in der Regel synthetisch hergestellt und ist ein hochverarbeitetes Produkt, das mit einer ausgewogenen natürlichen Ernährung nichts zu tun hat. Sind Sie es gewöhnt, Ihren Kaffee mit Zucker oder Süßstoff zu trinken, so versuchen Sie doch mal eine andere Kaffeesorte. Hochwertiger fair gehandelter Biokaffee hat einen so guten Geschmack, dass Sie gar keinen Zucker brauchen. Außerdem dauert es maximal zehn Tassen, bis Sie sich daran gewöhnt haben. Es lohnt sich!

Besser wäre es, durch das Fasten das Verlangen nach Süßem auf ein Normalmaß herunterzuregeln und auf natürliche Süße umzusteigen. Ein kleines bisschen Honig oder Ahornsirup sind okay. Dazu kommen reife, süße Früchte oder Trockenobst für den „Süßzahn". Und man sollte auch einmal die Ursache für die Lust auf Zucker reflektieren: Wir greifen oft zu Süßem, um Stress zu kompensieren, uns zu belohnen oder Frust zu überbrücken. Doch wir können auch Nahrung wählen, die den Spiegel des Glückshormons Serotonin ansteigen lässt und dabei keinen oder nur wenig Zucker enthält. Wie etwa Bananen, Papayas, Ananas, Avocados oder Tomaten. In ihnen steckt der für uns so wichtige Botenstoff Serotonin.

Und auch Getreide, Nüsse, Samen und Hülsenfrüchte heben die Laune: Sie sind reich an der Aminosäure Tryptophan, woraus der Körper Serotonin selbst herstellen kann. Es müssen also nicht immer Süßigkeiten sein! Und dann gibt es ja noch die Bitterschokolade (ab 72 % Kakaoanteil) als gesunde Alternative.

5. Womit nimmt man besser ab, mit einer Fastenwoche oder mit Intervallfasten?

In einer Fastenwoche kann man je nach Typ mehrere Kilos abnehmen. Entscheidend ist dabei, sich während der Fastenzeit ausreichend zu bewegen. Nur so wird die Fettverbrennung richtig angekurbelt. Fett verbrennt immer im Muskel, der bewegt wird. Männer können pro Fastenwoche 4 bis 6 Kilogramm abnehmen, Frauen zwischen 2 und 4, da sie weniger Muskelmasse besitzen. Dabei handelt es sich natürlich nicht um reines Fett, ein Teil ergibt sich aus dem Wasserverlust. Wie nachhaltig dieser Gewichtsverlust ausfällt, ist vor allem eine Frage der Ernährung NACH dem Fasten. Wenn man die Fastenwoche als Initialzündung für eine Lebensstilveränderung nutzt, kann man sein reduziertes Gewicht mühelos halten.

Beim Intervallfasten nimmt man normalerweise 500 Gramm pro Woche ab, also 2 Kilogramm im Monat. Das ist für den Körper optimal. Intervallfasten reduziert außerdem bei richtiger Durchführung nachweislich den Körperfettanteil. Doch Intervallfasten ist keine Diät im eigentlichen Sinne. Es ist vielmehr ein Essrhythmus, der lange Phasen enthält, in denen nicht oder kalorienarm gegessen wird. Vor allem mit der 5:2-Methode nehmen viele Menschen schnell ab.

Kann auch beim Intervallfasten zunehmen, wenn man in der Essensphase zu viel oder das Falsche isst und sich kaum bewegt? Das passiert nicht, wenn man sich an die 70/30-Regel hält (siehe auch Seite 141).

Das bedeutet, 70 Prozent der Nahrung sollten basisch sein, 30 Prozent dürfen säurebildend sein. Entscheidend ist immer, das Gewicht zu halten und sich grundsätzlich in den Essensphasen gesünder und basischer zu ernähren. Dafür ist Intervallfasten hervorragend geeignet. Die optimale Kombination: ein- bis zweimal im Jahr eine typgerechte Fastenwoche durchführen. Während der restlichen Zeit so oft wie möglich intervallfasten – nach Ihrer Lieblingsmethode. Egal, ob 5:2, 14:10 oder mit Intermoll-Jokertagen!

6. Sport beim Intervallfasten – was ist sinnvoll?

Studien zeigen, dass Intervallfasten und Sport eine gute Kombination sind. Teilnehmer berichten, dass Herzfrequenz und Körperfettanteil sinken, ohne dass Muskeleiweiß abgebaut wird. Grundsätzlich ist es möglich, sowohl in der Essensphase als auch in der Fastenphase Sport zu treiben. Wenn Sie am Ende der Fastenphase trainieren (also vor der ersten Mahlzeit des Folgetages), holt sich der Köper seine Energie verstärkt aus den Fettzellen. Denn die letzte Mahlzeit als Energiequelle liegt 12-16 Stunden zurück und ist vollständig verdaut. Die Glykogen-Speicher in der Leber sind geleert – sie wurden über Nacht aufgebraucht. Dagegen sind die Muskel-Glykogen-Speicher noch gefüllt. Es kommt zu einer gesteigerten Fettverbrennung und Fettmobilisierung. Der Kalorienzähler läuft also genau jetzt auf Hochtouren. Das Ende der Fastenphase ist also die optimale Zeit für jegliche Aktivität. Das sogenannte Nüchtern-Training hat noch einen weiteren Nutzen. Das Intervallfasten regt nämlich die Bildung und erhöhte Ausschüttung des Wachstumshormons HGH *(Human Growth Hormone)* an. Dieses Hormon fördert bei Bewegung den Muskelaufbau und beschleunigt die Fettverbrennung und Fettmobilisation. Grundsätzlich können Sie mit Sport immer Ihren Spiegel der Wachstumshormone erhöhen. In Kombination mit dem Fasten erreichen Sie jedoch vielfach höhere Hormonausschüttungen. Je mehr Stunden oder Tage Sie intervallfasten, desto höher ist der Wachstumshormonspiegel in Ihrem Körper.

Doch nicht jeder kann das Nüchtern-Training sinnvoll in seinen Tagesablauf integrieren. Zum Beispiel Berufstätige, die an einen normalen Arbeitstag gebunden sind. In diesem Fall können Sie sich auch nach der Arbeit bewegen und Sport treiben.

Bitte achten Sie bei intensivem Training dann darauf, die größte Mahlzeit des Tages erst nach der Bewegungseinheit einzunehmen. Wenn Sie hingegen nur einen ausgedehnten Spaziergang machen, können Sie die Mahlzeiten planen, wie es Ihnen am besten passt.

Egal, für welche Variante Sie sich entscheiden, behalten Sie Ihre persönliche Bewegungseinheit bei. Der Körper gewöhnt sich an Regelmäßigkeiten und richtet seinen Hormonhaushalt danach aus. Wichtig ist generell, sich überhaupt zu bewegen und sich in der Essensphase gesund (also basisch) zu ernähren. Wer sich überwindet, profitiert doppelt, denn die Muskulatur ist ein sehr stoffwechselaktives Gewebe, das auch während der Ruhestunden mehr Energie umsetzt als das Fettgewebe. Dazu kommt der Nachbrenn-Effekt. Er läuft noch Stunden nach der Bewegung auf Hochtouren und sorgt für eine erhöhte Fettverbrennung.

↳ **Tipp:** Es gilt als optimal, 180 Minuten pro Woche Ausdauersport zu betreiben. Dazu noch 20 Minuten leichtes Krafttraining. Bleiben Sie am Ball, denn Sie werden nicht für das Anfangen, sondern für das Durchhalten belohnt. Wer keine Herz-Kreislauf-Probleme hat, darf beim Joggen oder Walken auch mal richtig Gas geben.

7. Was darf ich morgens innerhalb meines Fastenintervalls trinken?

Ganz einfach: alles, was keine Kalorien enthält. Also natürlich Wasser, Kaffee, Getreidekaffee und schwarzer Tee, alles ohne Zucker. Erlaubt sind auch Kräuter-, Früchte- Ingwer- und Grüntee sowie Zitronen- oder Kokoswasser. Der geliebte Cappuccino (50-80 kcal, je nach Milch) ist jetzt tabu und muss in das Nahrungsintervall verschoben werden. Latte Macchiato (130 kcal) oder Caramel Latte Macchiato (240 kcal) sind logischerweise ebenfalls kein guter Einstieg in einen Fastentag! Das gilt übrigens auch für den Bullet-Proof-Coffee (mit Butter und/oder Kokosöl), der aus der Paleo-Ernährung als Energiekick und Abnehm-Booster bekannt ist. Zum Intervallfasten passt er wegen seines hohen Fett- und Kaloriengehaltes nicht. Zur Erinnerung: Das Verdauungssystem befindet sich in seiner Ruhephase! Deshalb ist Wasser ohne Kohlensäure die beste Empfehlung – und zwar während der Fasten-, aber auch während der Essensphase!

**8. Ich praktiziere die
5:2-Methode, soll ich die
Tage voneinander trennen
oder hintereinanderlegen?**

Vorab ist es wichtig, seinen Fastentyp zu kennen und die Empfehlungen dazu umzusetzen. Wenn Sie typgerecht fasten, dürfen die beiden Fastentage ruhig hintereinanderliegen. Einsteiger, die noch wenig Erfahrung mit dem Fasten haben, sollten zwischen den beiden Fastentagen besser eine Pause einlegen. Ideal wäre es dann, montags und donnerstags zu fasten. Gerade das Hormonsystem von Frauen reagiert manchmal so sensibel auf Nahrungsentzug, dass ein zweitägiges Fastenintervall unangenehme Nebeneffekte mit sich bringt. Trennt man die Fastentage, ist das Ganze einfacher, angenehmer und erfolgreicher.

**9. Welches Begleitprogramm
soll ich an meinen
Fastentagen einbeziehen?**

Hier gibt es keine feste Regel. Jeder sollte das machen, was ihm wohltut und was er gut in den Tagesablauf integrieren kann. Rehe profitieren von aktivierenden Maßnahmen wie Bürstenmassagen und Wechselduschen. Weil sie leicht frieren, könnte ein warmes Fußbad guttun. Die aktiven Tiger sollten eher ein bisschen runterkommen und auf ein entspannendes Begleitprogramm setzen. Der Bär hat am meisten davon, wenn er sich zusätzlich viel bewegt. Wer die Entgiftung pushen möchte, hält sich an die Öl-Zieh-Kur, trinkt Tonerde und macht sich einen Leberwickel.

10. Wer darf nicht intervallfasten?

Intervallfasten ist im Prinzip für jeden geeignet – vor allem, wenn man es typgerecht praktiziert. Dann treten weder Energiemangel, Kopfschmerzen, Müdigkeit noch andere unangenehme Begleiterscheinungen auf. Im Gegenteil: Der Nahrungsverzicht trägt oft dazu bei, dass man seinen Alltag mit mehr Power meistert. Ausgenommen sind Kinder, Schwangere und Stillende. Auf die meisten Erkrankungen wirkt sich das Entsäuern durch Intervallfasten positiv aus. Hier ist jedoch eine Absprache mit dem behandelnden Arzt oder Therapeuten erforderlich.

INTERVALLFASTEN: TYPGERECHT AM ERFOLGREICHSTEN

Auch das Intervallfasten ist noch effektiver, wenn es typgerecht zugeschnitten wird. Vor allem das Durchhalten fällt viel leichter, wenn man eine Variante wählt, die zu einem passt. Es hat keinen Sinn, dass wir uns ein Konzept aufzwingen, das wir nach kürzester Zeit als unangenehm empfinden. Wie beim Fasten unterscheiden wir die Naturelle Bär, Tiger und Reh. Jeder Typ erhält die passende Empfehlung zum Intervallfasten. Denn es ist nicht allen zuträglich, wenn sie volle 16 Stunden lang auf Essen verzichten. Einem Reh wie Petra fällt das zum Beispiel wesentlich schwerer als einem Bären oder einem Bären-Mischtyp wie Lilli. Rehe dürfen das Intervall verkürzen. So halten sie auch besser durch.

Eine andere Möglichkeit ist, die Fastentage nach dem bewährten Muster einzuschieben. An den übrigen Tagen wird dann ganz normal gegessen. Reh, Tiger oder Bär haben unterschiedliche Ausgangssituationen: Mehr oder weniger Gewicht, permanentes Frieren oder einen ausgeglichenen Wärmhaushalt, viel oder wenig Hunger, ein empfindliches oder ein stabiles Verdauungssystem. Doch für alle gilt: Niemand muss hier Kalorien zählen. Es gibt für jeden die ideale Variante, sein Gewicht zu regulieren und das Jahr über – immer, wenn man will – von den positiven Effekten des Fastens zu profitieren!

Die häufigsten Fehler beim Intervallfasten:

- Die gewählte Variante passt nicht zu mir und überfordert mich
- Die Qualität meiner Lebensmittel ist nicht hoch genug
- Ich achte mehr auf die Kalorien als auf das Fastenintervall
- Mir fehlen wichtige Nährstoffe wie Vitamine und Mineralstoffe
- Ich achte nicht darauf, ausreichend Wasser zu trinken
- Ich halte mich nicht konsequent genug an das Fastenintervall
- Ich nehme unabsichtlich Kalorien zu mir (etwa Milch im Kaffee, dadurch unterbreche ich das Fastenintervall frühzeitig)

122

💡 Ich vergesse, dass alkoholhaltige Getränke Kalorien enthalten (das Bier oder Glas Wein am Abend verschiebt das Fastenintervall nach hinten).

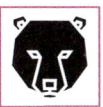 ## Typgerecht intervallfasten für den Bären

Der Bär ist der Fastenkünstler unter den Naturellen. Länger auf Nahrung zu verzichten, gelingt ihm mühelos (Winterschlaf!). Das Abnehmen fällt ihm allerdings ziemlich schwer, denn Essen ist für ihn ein besonderer Genuss! Leider hat der Bär einen trägen Stoffwechsel, deshalb halten sich die Pfunde so hartnäckig, häufig ist das Abnehmen sein Dauerthema. Mit dem Intervallfasten hat er endlich eine Möglichkeit gefunden, die funktioniert. Und zwar dauerhaft, ohne allzu große Mühe. Der Bär kann sich ruhig an die etwas intensiveren Formen des Intervallfastens herantrauen. 16:8 oder 5:2 sollten ihm problemlos gelingen. Wenn er ganze Fastentage bevorzugt, liegt ihm das intensive Saftfasten. Er kann den Effekt sogar noch steigern, in dem er bereits am Vortag beginnt.

Der Bär und seine Mischtypen

Ein Bär mit seinen Gewichtsproblemen, der gleichzeitig permanent friert und eine schwache Verdauung hat, hat einen hohen Reh-Anteil. Für dieses Mischnaturell sind zwei Fastentage pro Woche, also 5:2, angebracht, allerdings mit wärmenden Suppen mittags und abends. In diesem Fall ist es sinnvoll, sich auf je einen Teller Suppe pro Mahlzeit zu beschränken. Morgens gibt es nach wie vor den einheizenden Morgentrunk.

Der ideale Fastenrhythmus für den Bären: 5:2 mit Saft und Smoothies

Als Genussmensch fällt dem Bären der Verzicht ein bisschen schwerer. Wenn ihm sonst keine Einschränkungen drohen, geht er jedoch gerne folgenden Kompromiss ein: 5 Tage normal essen und 2 Tage fasten. Idealerweise mit Saft-Tagen, sie können aufeinanderfolgen oder über die Woche verteilt sein. Diese zwei Fastentage sind notwendig, um den Stoffwechsel zu entlasten und zu trainieren. Das Schöne: Mit der Zeit lernt der Körper, immer schneller auf Fettverbrennung umzuschalten. Das regelmäßige Leben aus den eigenen

Reserven beweist dem Bären dauerhaft, dass er sehr wohl gut verzichten kann. Dies ist auch der Grund, warum er nichts kompensieren muss. Auf Dauer lernt er auch, sich an den 5 „normalen" Tagen nicht mehr Kalorien einzuverleiben, als er es sonst getan hätte. Ein großartiger Erfolg!

Der Saft-Tag: darauf kommt es an

Die Fastentage des Bären dürfen ruhig etwas spartanischer ausfallen als die der anderen Typen. Idealerweise beginnen Sie mit dem „Morgentrunk". Der Mix aus heißer Zitrone mit Cayennepfeffer und etwas Ahornsirup heizt den Stoffwechsel so richtig an. Zum Mittag gibt es einen frisch gepressten Saft oder Smoothie nach Wahl (Saftrezepte ab Seite 152). Unser Tipp: am besten für die Säfte oder Smoothies zur Hälfte Gemüse verwenden. Den Saft Schluck für Schluck genießen, dann setzt bald eine Sättigung ein. Am Abend gibt es eine würzige Gemüsebrühe, die mal Tomate, mal Möhre, mal Erbse als Geschmacksträger enthalten kann. So ist für Abwechslung gesorgt und der Bär zwar nicht satt, aber zufrieden!

**Der perfekte Saft-Tag –
Beispieltag für den Bären:**

Egal, ob 6:1 oder 5:2 – so könnte der perfekte Fastentag aussehen. Das Motto für den Bären lautet „Aktivierung". Von Natur aus träge, sollte er alles nutzen, um sich in Schwung zu bringen – von der Ernährungs- und der Bewegungsseite her. Also heißt es für den Bären heute: kein Fahrstuhl, nur Treppe! Jede Gelegenheit nutzen, um aufzustehen, ein paar Schritte zu gehen und dem Körper Impulse zu geben!

Natürlich kann der Bär auch die 6:1-plus-Methode praktizieren, also das Intermollfasten als Fastenjoker. Er profitiert von jeder Form der Entlastung. Wenn er nicht an frisch gepresste Säfte herankommt, gehen natürlich auch Intervallfastentage mit warmen basischen Gemüsesuppen ergänzt mit Säften und Brühe.

**So können Sie den Effekt
noch steigern:**

Schon am Abend vor dem Fastentag gibt es nur eine Gemüsebrühe. Den Fastentag wie beschrieben durchführen. Am dritten Tag gibt es morgens

MORGENS

Fastenrituale

- 💡 Als Erstes einen „Muntermacher" zubereiten. Dafür 2 EL frischen Zitronensaft, 1 EL Ahornsirup und 1 Messerspitze Cayennepfeffer in ein Glas lauwarmes Wasser einrühren. Schluckweise trinken.
- 💡 Trockenbürsten

Bewegung

- 💡 Am besten vor dem ersten etwas gehaltvolleren Getränk etwas Sport treiben. Zum Beispiel eine Walking-Runde, ein Yoga-Set oder sich zum Tennis verabreden.

Ernährung

- 💡 Jetzt gibt es den frisch gepressten Saft von 2–3 vollreifen Orangen. Je reifer die Früchte, desto bekömmlicher. Wichtig: schluckweise trinken und genießen. So sättigt der Saft und kann auch besser verdaut werden.

MITTAGS

Ernährung

- 💡 Mittags gibt es einen frisch zubereiteten Herz-Fitmacher (siehe Seite 155).

NACHMITTAGS

Ernährung

- 💡 Die zweite Portion des Fitmacher-Safts wird am Nachmittag getrunken.

Bewegung

- 💡 Am besten eine zweite Bewegungseinheit. Zum Beispiel ein flotter Spaziergang oder eine Schwimmrunde. Dabei auf tiefes Atmen achten.

ABENDS

Ernährung

- 💡 Abends gibt es eine schmackhafte Brühe. Entweder aus einer guten Instantbrühe zubereiten oder selbst eine Brühe aus frischem Gemüse kochen (Rezept siehe Seite 158).

Psyche/Geist

- 💡 Den Tag mit einer Motivationsübung ausklingen lassen. Was will ich in der nächsten Woche erreichen, erledigen? Welche Prioritäten setze ich, was ist mir wichtig, was weniger?

Ganz wichtig: Wasser trinken nicht vergessen!

statt Cappuccino nochmals einen Morgentrunk. Keine Sorge, ein Espresso ist erlaubt!

Das ideale Fastenintervall für den Bären: 16:8 mit 2 Mahlzeiten

Da er wenig Hunger verspürt, kann der Bär Esspausen von 16 Stunden einhalten. In den übrigen 8 Stunden gibt es für ihn 2 Mahlzeiten. Die lange Zeit zwischen den beiden Mahlzeiten sorgt für einen Extra-Kick! Der Bären-Stoffwechsel benötigt nämlich ausreichend Zeit, um die Nahrung zu verarbeiten. Der Blutzucker soll wieder sinken, und das dauert in seinem Fall etwas länger als bei den anderen Naturellen. Doch auch für den Bären gilt: Kalorienzählen ist unnötig. Hält sich der Bär oder Kapha-Typ an seine Intervalle, werden die Pfunde purzeln und dauerhaft unten bleiben!

• • • • • • • • • • • • • • • •

Keine Angst vor dem 16:8-Rhythmus! Bekannte Fastenexperten und Altersforscher beschränken sich sogar auf nur eine Mahlzeit am Tag.

• • • • • • • • • • • • • • • •

Den meisten Bären fällt es leicht, morgens auf Essen zu verzichten. Frühstück ist für sie eher eine Gewohnheit als eine Notwendigkeit.

Der Bär isst also nach Möglichkeit vor 20 Uhr zu Abend, verzichtet danach auf jegliche Nascherei und sein Glas Bier. Am nächsten Morgen gönnt er sich ein, zwei Espresso. Gegen 12 startet er dann mit einem späten reichhaltigen Frühstück oder gleich mit einem deftigen Mittagessen. Falls er nicht auf das Dessert verzichten kann, sollte er es direkt im Anschluss genießen. Das ist besser als zwei Stunden nach dem Mittagessen, denn dann wird wieder Insulin ausgeschüttet, und der Blutzuckerspiegel kann nicht absinken, was der Bär dringend zum Abnehmen bräuchte. Abends gibt es dann eine zweite Mahlzeit, die ruhig üppig ausfallen darf, allerdings nicht zu spät. Falls der Bär Müsli und Früchte liebt, darf er sich gern auch mal eine süße Hauptmahlzeit wie Milchreis, Pancakes oder einen süßen Auflauf gönnen.

Der 16:8-Intervall-Tag für den Bären – 2 Beispieltage:

126

TAG 1	TAG 2

Die herzhafte Variante für Bären, die gerne Deftiges essen

Die süße Variante für Bären mit einer Vorliebe für klassisches Frühstück

MORGENS
💡 Getränke ohne Kalorien sind erlaubt, etwa Espresso oder Grüntee ohne Zucker und Milch

MITTAGS
💡 Buchweizenrisotto mit Brokkoli und Mandelsauce (siehe Seite 198)

ZWISCHENMAHLZEIT
💡 Möglichst auslassen, falls doch unverzichtbar, dann eine Handvoll Nussmischung oder einen frisch gepressten Saft

ABENDS
💡 Ratatouille mit Schafskäse (siehe Seite 190)

FASTENINTERVALL
💡 In dieser Zeit wird nichts gegessen: Zum Beispiel von 20 Uhr abends bis 12 Uhr mittags am Folgetag (oder entsprechend angepasst).
Viel Wasser trinken nicht vergessen!

MORGENS
💡 Getränke ohne Kalorien sind erlaubt, etwa Espresso, schwarzer Kaffee, Tee oder Grüntee ohne Zucker und Milch

MITTAGS
💡 Flocken-Müsli (siehe Seite 184)

ZWISCHENMAHLZEIT
💡 Möglichst auslassen, falls doch unverzichtbar, eine Handvoll Nussmischung

ABENDS
💡 Gedünstetes Pfannengemüse mit Hähnchenbrustfilet (siehe Seite 194)

FASTENINTERVALL
💡 In dieser Zeit wird nichts gegessen: Zum Beispiel von 20 Uhr abends bis 12 Uhr mittags am Folgetag (oder entsprechend angepasst).
Nicht vergessen: Viel Wasser trinken!

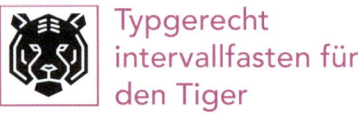

Typgerecht intervallfasten für den Tiger

Der Tiger mit seinem enormen Bewegungsdrang und seiner großen Leistungsbereitschaft ist wie geschaffen für das Intervallfasten. Er nimmt die Dinge gern genau, kontrolliert alles und führt darüber vielleicht sogar Buch. Bei ihm tritt leider oft die Qualität der Nahrung in den Hintergrund. Wenn er Hunger hat, muss es schnell gehen. Dann wird gegessen, was gerade verfügbar ist! Oft greift er in diesen Situationen zu Lebensmitteln, die nicht gut für ihn sind. Das Intervallfasten kommt ihm entgegen, weil ihm das Kontrollieren und Einhalten der Esspausen Spaß macht und ihn motiviert – eine Herausforderung, die er gerne annimmt. Der Tiger ist an Ausdauersport gewöhnt und kann dadurch sehr schnell in den Fettstoffwechsel umschalten. Ihm reichen daher bereits 14 Stunden Pause über Nacht. Die kann er sich individuell einrichten, je nach Arbeitszeit oder geplanten gemeinsamen Mahlzeiten. Alternativ kann der Tiger ein oder zwei Fastentage einlegen (6:1 oder 5:2). Die Empfehlung lautet dann natürlich: Früchtetage! Für den Tiger eine locker zu bewältigende Herausforderung.

Der Tiger und seine Mischtypen

Hat der Tiger einen Bär-Anteil, so wie Lilli, sollte er auf Zwischenmahlzeiten verzichten. Tendiert er in Richtung Reh, so sollten die Mahlzeiten zumindest am Abend eher aus gegarten Speisen bestehen. Dann am Abend besser auf Rohkost verzichten und stattdessen eine heiße Gemüsebrühe oder Gemüsesuppe verzehren.

Der ideale Fastenrhythmus für den Tiger: 5:2 oder 6:1 mit Früchten

Wenn der Tiger sich für ein oder zwei Fastentage pro Woche entscheidet, sind für ihn Früchtetage die beste Wahl. Das Obst ist perfekt für seinen Energiehaushalt, und er hat überhaupt kein Gefühl des Verzichts. Ein hübsch angerichteter Früchteteller sieht üppig aus und befriedigt das Bedürfnis nach appetitlicher Nahrung. Wenn der Tiger regelmäßig Sport treibt, reicht ihm vielleicht schon ein Fastentag pro Woche. Wenn er einen hohen Bären-Anteil mitbringt oder der Stress ihm nicht erlaubt, seinen

Bewegungsdrang auszuleben, sollte er es mit zwei Früchtetagen pro Woche versuchen. Selbstverständlich kann er die Fastentage auch anpassen. Im Sommer ist vielleicht ein Safttag die bessere Wahl, im Winter oder wenn der Tiger sich nicht gut fühlt, eher das Suppenfasten.

Der Früchte-Tag:
darauf kommt es an
Grundsätzlich bitte immer reifes, möglichst saisonales Obst kaufen, wenn's geht in Bioqualität. Mit viel Abwechslung lassen sich die Früchte-Tage natürlich besser durchhalten. Wie wäre es also mit einem kleinen Marktspaziergang am Vortag? Das macht Appetit auf das gesunde Schlemmen! Eine einfache Variante: Zum Frühstück gibt es einen frischen Obstsalat, mittags dürfen leckere frische Früchte geschlemmt

werden, abends dann – wie schon aus der Fastenwoche bekannt – Fruchtgemüse samt leckerem Dip, zum Beispiel mit Avocado. Tiger, die sich viel bewegen, dürfen Zwischenmahlzeiten einplanen. Zum Beispiel einen Smoothie oder Trockenfrüchte zum Naschen.

Der perfekte Früchte-Tag –
Beispieltag für den Tiger:
Egal, ob 6:1 oder 5:2 – so könnte der perfekte Fastentag aussehen. Das Motto an diesem Tag lautet „Mäßigung". Denn der Tiger neigt zur Übertreibung. Ja, er sollte ruhig Sport treiben, aber nicht zu ambitioniert. Er darf ins Schwitzen kommen, aber nicht an den Rand der Erschöpfung. Ideal für den immer hungrigen Tiger: Er darf Früchte essen, wann immer er Appetit verspürt.

MORGENS

Fastenrituale

- 💡 Als erstes ½ Liter Wasser (warm oder kalt) trinken, um die Ausscheidung anzuregen.
- 💡 Tiefes, ruhiges Atmen am offenen Fenster oder draußen.

Ernährung

- 💡 Appetitlich angerichteter Früchteteller mit reifem Obst der Saison. Auch erlaubt: etwas Trockenobst.

MITTAGS

Ernährung

- 💡 Wieder einen leckeren Früchteteller mit saisonalen Früchten. Pro Portion ist ½ Banane erlaubt.

NACHMITTAGS

Ernährung

- 💡 Ein Glas frisch gepresster Orangensaft und 1–2 (Medjoul-) Datteln.

Bewegung

- 💡 Der Tiger darf sich eine intensive Sporteinheit vornehmen, zum Beispiel ein Tennismatch, eine längere Wanderung oder eine Radtour. Für Mannschaftssportler sind Volleyball, Handball, Kicken und Co. ideal. Auch bei Tanz-Workouts wie Zumba oder Fitdance können Tiger sich ordentlich auspowern.

ABENDS

Ernährung

- 💡 Jetzt richtet sich der Tiger einen Teller mit köstlichen Gemüsefrüchten an.

Psyche/Geist

- 💡 Für den Tiger ist es wichtig, dass er runterkommt. Er sollte heute auf digitalen Stress verzichten und sein Handy am besten gleich morgens ausschalten. Abends tut ihm eine Runde Muskelentspannung nach Jacobson oder eine Entspannungseinheit in der Sauna gut.

Ganz wichtig: Wasser trinken!

Wenn Ihnen der eine Tag nicht reicht, können Sie den Früchte-Tag auch ausdehnen. Dann genießen Sie schon am Vorabend einen leckeren Gemüseteller mit rohen Gemüsefrüchten. Dazu einen Dip. Der nächste Tag wird wie oben beschrieben durchgeführt. Am darauffolgenden Tag gibt es zum Frühstück nochmals Obst.

Das ideale Fastenintervall für den Tiger: 14:10 mit 3 Mahlzeiten

Der hochtourige Tiger muss sich nicht unbedingt an das 16:8-Intervall halten. Er profitiert bereits von der abgemilderten Variante 14:10. Das bedeutet 14 Stunden fasten mit einem 10-stündigen Ess-Zeitfenster. Er sollte versuchen, in diesem Rahmen mit 3 Mahlzeiten auszukommen und auf Zwischenmahlzeiten zu verzichten. So kann der Blutzuckerspiegel zwischendurch wieder absinken.

Eine Möglichkeit: Das Abendessen bis 18 Uhr abschließen, dann darf schon um 8 Uhr morgens gefrühstückt werden. Wer die frühe Abendmahlzeit nicht schafft, kann sie nach hinten verschieben, entsprechend verschiebt sich dann das Frühstück in den Vormittag. Außerdem wichtig: Der Tiger sollte darauf achten, bei der Abendmahlzeit sorgfältig zu kauen. So erleichtert er seinem Verdauungssystem die Arbeit und kommt schneller in den Regenerationsstoffwechsel.

Der 14:10-Intervall-Tag für den Tiger – 2 Beispieltage:

TAG 1

**Eine ausgeglichene Mischung –
so kommt der Tiger
auf seine Kosten.**

MORGENS
- Während des Fastenintervalls
sind nur Getränke ohne Kalorien
erlaubt, etwa Espresso, schwarzer Kaffee oder Grüntee ohne
Zucker und Milch.

FRÜHSTÜCK
- Dinkel-Sahne-Porridge
(siehe Seite 187)

MITTAGS
- Sellerie-Reis-Puffer mit
Avocado-Dip (siehe Seite 193)

ABENDS
- Fischfilet auf Fenchelgemüse mit
Orangensauce (siehe Seite 192)

FASTENINTERVALL
- In dieser Zeit wird nichts gegessen: Zum Beispiel von 18 Uhr
abends bis 8 Uhr morgens am
Folgetag (oder entsprechend
angepasst).

Viel Wasser trinken nicht vergessen!

TAG 2

**Zum Frühstück herzhaft,
mittags einen deftigen Eintopf
mit Würstchen, abends Salat –
sättigend und ausgewogen.**

MORGENS
- Siehe Tag 1

FRÜHSTÜCK
- Herzhafte Hafercremesuppe
(siehe Seite 177)

MITTAGS
- Beluga-Linsen-Eintopf mit Wiener Würstchen (siehe Seite 195)

ABENDS
- Garnelen auf Quinoa-Tabouleh
(siehe Seite 200) oder Grüner
Kichererbsen-Salat mit Halloumi
(siehe Seite 197)

FASTENINTERVALL
- In dieser Zeit wird nichts gegessen: Zum Beispiel von 18 Uhr
abends bis 8 Uhr morgens am
Folgetag (oder entsprechend
angepasst).

*Ganz wichtig: Wasser trinken nicht ver-
gessen!*

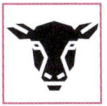

Typgerecht intervallfasten für das Reh

Für das Reh mit seinem empfindlichen Magen-Darm-System geht es beim Intervallfasten weniger ums Abnehmen, sondern eher um eine Entlastung. Deshalb sollten die Fastenimpulse eher sanft ausfallen. Vor allem eingeschobene Suppentage beruhigen die Schleimhäute des Verdauungstraktes und regulieren den gesamten Stoffwechsel. Das hilft langfristig gegen Beschwerden wie Blähungen, einen nervösen Darm oder unregelmäßige Verdauung. Das Reh kommt prinzipiell mit langen Nahrungspausen nicht so gut klar, es benötigt häufiger Nachschub, Zwischenmahlzeiten tun ihm gut. Deshalb haben wir für das Reh den 16:8-Rhythmus weiter entschärft. Für das Reh lautet die perfekte Formel: 12:12. Die Esspause zwischen letzter Mahlzeit und erster Mahlzeit des Folgetages sollte also 12 Stunden betragen. Außerdem sind zusätzlich kleine Snacks erlaubt. Das klingt doch machbar, oder? Alternativ kann das Reh einen Suppentag einlegen. Die wärmende Wirkung der Hafer- oder Gemüsesuppen ist für Rehe besonders wohltuend. Bei der 6:1-Methode ist es 1 Suppentag pro Woche, bei der 5:2-Methode sind es 2 Suppentage, die aufeinanderfolgen können.

Das Reh und seine Mischtypen

Nur selten findet sich ein Typ in Reinform. Doch meist überwiegt ein Naturell. Ist beim Reh ein gewisser Bär-Anteil vorhanden, entwickelt es mit den Jahren, trotz schlanker Statur, oftmals ein kleines Bäuchlein. Dann sind folgende Varianten des Intervallfastens ideal: entweder die 5:2-Methode mit 2 Fastentagen pro Woche oder die 12:12-Methode ohne Zwischenmahlzeiten.

Der ideale Fastenrhythmus für das Reh: 6:1 mit Suppen

Ein Suppentag ist für das Reh eigentlich kein Verzicht, sondern eine Schmeichelei. Auch im Sommer, wenn alle Welt Salat isst, bekommt es dem Reh besser, gut durchgegarte Speisen zu sich zu nehmen. Dieses Prinzip gilt auch für das Intervallfasten. An den übrigen Tagen kann sich das Reh normal ernähren. In der Regel bevorzugt es mehrere, eher kleine Mahlzeiten über den Tag verteilt. Und das ist für das Empfindungsnaturell Reh auch völlig in Ordnung. Da es ohnehin nicht zur Völlerei und zum Übergewicht neigt, ist sein Risiko für Altersdiabetes nicht hoch. Beim Suppenfasten muss das Reh nicht hungern, es geht eher darum, den Körper zu entlasten. Deshalb sind zusätzlich entspannende Maßnahmen wie ein Saunagang, eine Massage, Spaziergänge oder heiße Bäder günstig. Sie verstärken den positiven Effekt der Fastentage.

Der Suppen-Tag:
darauf kommt es an

Da das Reh in der Regel nicht so viel Gewicht zu verlieren hat, genügt ein Fastentag in der Woche. An diesem Tag kommt der Darm optimal zur Ruhe, weil er die Nährstoffe aus den pürierten Suppen ohne Mühe aufnehmen kann. Vermutlich nimmt das Reh an diesem Tag weniger Kalorien zu sich als gewöhnlich. Die Nährstoffausbeute ist aber wesentlich besser als im Alltag – einfach aufgrund der vielen vitalstoffreichen Lebensmittel, die verwendet werden. Morgens hat sich eine Hafersuppe

bewährt. Das Getreide wirkt beruhigend auf den Magen und bindet mit seinen speziellen Ballaststoffen Gifte im Darm – ein Top-Fasten-Lebensmittel! Wie wäre es mit einer süßen Hafercremesuppe mit Banane und Aprikose zum Frühstück? Zum Mittag könnte es eine Süßkartoffelsuppe mit Petersilienwurzel geben, abends vielleicht eher etwas Deftigeres wie eine sättigende Ananas-Kichererbsen-Suppe (alle Suppenrezepte siehe ab Seite 168). Geben Sie an die Suppen immer auch einen kleinen Schuss gutes kaltgepresstes Öl. Das ist wichtig für den kalten, zur trockenen Haut neigenden Vata-Typ. Das Öl pflegt von innen und schmeichelt den Schleimhäuten. Zum Trinken gibt es stilles Wasser, eventuell auch heiße wärmende Tees.

Der perfekte Suppen-Tag –
Beispieltag für das Reh:

Wenn das Reh einen Fastentag pro Woche einlegt, ist ein Suppen-Tag zu empfehlen. So sollte er gestaltet sein, damit er dem Reh optimal guttut: Das Motto lautet „Gleichmäßigkeit"! Von den drei Naturellen ist das Reh nämlich am meisten auf

MORGENS

Fastenrituale

- 💡 Als erstes ½ Liter Wasser (warm oder kalt) trinken.
- 💡 Trockenbürsten oder Wechselduschen

Ernährung

- 💡 Um gleich ausreichend Energie zu tanken, gibt es morgens eine warme Linsen-Kokos-Paprika-Suppe (siehe Seite 168).

Bewegung

- 💡 Das Reh sollte sich nicht überfordern, ein leichter Spaziergang regt den Kreislauf an.

ZWISCHENMAHLZEIT

- 💡 Wenn das Reh hungrig ist, kann es sich eine Tasse heiße Gemüsebrühe aus einer guten veganen Instant-Brühe zubereiten und trinken. Auch gut: Chai-Tee mit einem kleinen Schuss Sahne.

MITTAGS

Ernährung

- 💡 Jetzt gibt es eine gehaltvolle Süßkartoffel-Suppe (siehe Seite 172), von der gleich zwei Portionen gekocht werden. Die zweite Hälfte der Suppe wird am Abend gereicht.

NACHMITTAGS

Bewegung

- 💡 Eine sanfte Sporteinheit einplanen wie Tai Chi, Yoga oder eine kleine Runde mit dem Rad. Wenn möglich, an der frischen Luft, dabei ordentlich Sauerstoff tanken.

ABENDS

Ernährung

- 💡 Nun die übrig gebliebene Süßkartoffel-Suppe erwärmen. Wer mag, schmeckt sie diesmal mit etwas Curry ab und erhält so eine etwas andere Geschmacksrichtung.

Psyche/Geist

- 💡 Das Reh braucht feste Rituale. Wie wäre es mit einer regelmäßigen Verabredung zum Austausch mit Partner/Partnerin und/oder Familienmitgliedern? Jeden Tag zur gleichen Zeit. Zum Ausklang darf sich das Reh eine entspannende Massage buchen.

Ganz wichtig: Wasser trinken!

Ausgleich, Balance und Beruhigung angewiesen. Deshalb profitiert es sehr von einem geregelten Tagesablauf. Es sollte nicht zu sehr hungern. Die warmen Suppen beruhigen den Verdauungstrakt und schmeicheln dem nervösen Reh.

Suppen-Tag XXL

Der XXL-Tag beginnt schon am Abend zuvor mit einer leckeren pürierten Gemüsesuppe als Einstieg. Der nächste Tag verläuft wie oben beschrieben. Zum Abschluss gibt es an Tag 3 nochmals eine Frühstückssuppe, bevor es dann mit einem normalen Mittagessen weitergeht. So werden aus 24 Stunden ganz einfach 36 Stunden Suppenfasten – ein sanfter Fatburner ohne großen Verzicht.

Das ideale Fastenintervall für das Reh: 12:12 mit 3 Mahlzeiten

Auch das Reh kann die nächtliche Fastenzeit verlängern. Hier reichen bereits 12 Stunden Pause zwischen Abendessen und der ersten Mahlzeit. Für das Reh ist es empfehlenswert, weder auf das Frühstück noch auf das Abendessen zu verzichten. Mit dem 12:12-Intervall lässt sich das ganz einfach gestalten, indem das Abendessen früh eingenommen wird – idealerweise gegen 18 Uhr. Dann kann bereits um 6 Uhr morgens gefrühstückt werden. Ohne Frühstück hat das Reh sonst Schwierigkeiten, genügend Energie für den Tag aufzubringen. Ein gut verträgliches warmes Frühstück wäre hier zu bevorzugen. Ein Getreidebrei, mit Vanille oder Zimt gewürzt, ist ideal. Klappt es mit dem Abendessen erst um 19 Uhr, so verschiebt sich auch das Frühstück um eine ganze Stunde auf 7 Uhr morgens.

Am Abend sind heiße Gewürztees mit wärmender und verdauungsfördernder Wirkung wohltuend (Zimt, Kardamom, Nelke, Ingwer, Süßholz, Fenchel, Anis, Vanille). Rehe sollten jedoch bittere Teesorten meiden.

Wärme ist das Mittel der Wahl, wenn es darum geht, ein Reh glücklich zu machen. Daher hilft eine Wärmflasche auf den Bauch gelegt, die Esspausen besser zu überbrücken.

Der 12:12-Intervall-Tag für das Reh – 2 Beispieltage:

TAG 1

**Das Reh verzichtet gern
auf Fleisch und Fisch.**

MORGENS
💡 Das Reh kann ganz normal früh-
stücken. Dabei ist jedes Getränk
erlaubt.

FRÜHSTÜCK
💡 Oatmeal mit Heidelbeeren
(siehe Seite 187)

MITTAGS
💡 Kartoffelsuppe mit Mangold
(siehe Seite 170)

ZWISCHENMAHLZEIT
💡 Eine Handvoll Nussmischung

ABENDS
💡 Gefüllte Champignons mit
Paprika (siehe Seite 188)

FASTENINTERVALL
💡 In dieser Zeit wird nichts gegessen: Zum Beispiel von 18 Uhr
abends bis 6 Uhr morgens am
Folgetag oder 19 Uhr abends bis
7 Uhr morgens am Folgetag.
Viel Wasser trinken nicht vergessen!

TAG 2

**Die warme Suppe mit
Trockenfrüchten liefert dem
Reh viel Energie für den Tag.
Weiter geht es mit Saft und
bekömmlichen Suppen.**

MORGENS
💡 Siehe Tag 1

FRÜHSTÜCK
💡 Hirse-Aprikosen-Suppe
(siehe Seite 169)

ZWISCHENMAHLZEIT
💡 Früchtepower (siehe Seite 155)

MITTAGS
💡 Rote-Bete-Meerrettich-Suppe
(siehe Seite 183)

ZWISCHENMAHLZEIT
💡 Die zweite Portion Früchtepower

ABENDS
💡 Chinakohl-Kräuter-Süppchen
(siehe Seite 178)

FASTENINTERVALL
💡 Siehe Tag 1
Nicht vergessen: Viel Wasser trinken!

Der Fasten-Joker für Reh, Tiger und Bär: der Intermoll-Fastentag 6:1 plus alles, was flüssig ist

So wie eine Woche Suppenfasten optimal für jedes Naturell ist, so ist auch ein Suppentag pro Woche optimal für jeden Typ. Nehmen Sie an diesem Tag nur Gemüsesuppen zu sich, sie liefern alle Nährstoffe, Vitamine, Mineralien, Antioxidantien, Ballaststoffe und Co. Dadurch wird der Darm entlastet, der Stoffwechsel entsäuert. Alles, was basisch und flüssig ist, kann an diesem Tag verzehrt werden.

Ein entscheidender Unterschied im Vergleich zu reinen Saft-Tagen besteht darin, dass mit den Gemüsesuppen kaum Fruchtzucker und Fruchtsäuren zugeführt werden. Minimale Obstzusätze im Saft sind natürlich okay.

Morgens können Sie zum Frühstück den Muntermacher trinken, einen frischen Gemüsesaft oder eine schmackhafte Hafersuppe essen, zudem reichlich Wasser und Tee. Natürlich müssen Sie auf Ihren geliebten Kaffee oder Espresso nicht verzichten. Mittags und abends gibt es dann eine leckere Gemüsesuppe. Wichtig ist, dass die Suppentage so einfach wie möglich gehandhabt werden können. Im hektischen Berufsalltag ist ein aufwendiges Einkaufen, Nachkochen der Rezepte und Kalorienzählen oft nicht möglich. Sie können auch die gleiche Gemüsesuppe mittags und abends verzehren oder sie leicht abwandeln. Bei uns sind durch die Suppentage die meisten Menschen schon wahre Suppenfans geworden. Der Vorteil an diesem „Soup Day" ist die enorme Zeitersparnis im Berufsalltag. Sie können je nach Tagesrhythmus Saft, Suppe, Brühe oder Muntermacher genießen und sich außer Haus auch oft eine warme Gemüsesuppe bestellen. Im Rezeptteil finden Sie eine Basissuppe, die sie in 6 verschiedenen Varianten zubereiten können. Auch die meisten unserer leckeren Suppenrezepte können Sie im Büro in kurzer Zeit zubereiten (falls dort eine Kochgelegenheit vorhanden ist): einfach alle Zutaten erhitzen und die warme Suppe genießen.

MORGENS

Fastenrituale

- 2 EL Zitronensaft, 1 EL Ahornsirup und 1 Prise Cayennepfeffer
  in ein Glas lauwarmes Wasser
  einrühren und trinken.
- Trockenbürsten

Ernährung

- Der Finestar-Drink (siehe Seite
  156) enthält überwiegend Gemüse. Das schützt vor Blähungen,
  sättigt gut und liefert reichlich
  wertvolle Vitamine und Mineralstoffe. Berufstätige trinken eine
  Portion morgens und nehmen
  sich die zweite mit an ihren
  Arbeitsplatz.

Bewegung

- Ein viertelstündiger Spaziergang
  oder ein Tai-Chi-Set an der frischen Luft genügen schon.

ZWISCHENDURCH

- Viel Wasser oder Kräutertee
  trinken. Wer sich schwach und
  energielos fühlt, kann anregen-
  den Ingwer-Zitronen-Tee probieren. Jede Gelegenheit für etwas
  Bewegung nutzen.

MITTAGS

Ernährung

- Jetzt gibt es eine schmackhafte
  Kartoffelsuppe mit Mangold
  (siehe Seite 170)

NACHMITTAGS

Ernährung

- Die zweite Portion des Fine-
  star-Drinks schluckweise genießen oder alternativ einen Teller
  Suppe essen.

ABENDS

Ernährung

- Die zweite Hälfte der
  Kartoffelsuppe mit Mangold
  aufwärmen und genießen.

Bewegung

- Optimal ist eine Bewegungseinheit von mittlerer Intensität.
  Ein Besuch im Fitness-Studio,
  eine lockere Jogging-/
  Walking-Runde oder eine
  Runde mit dem Fahrrad.
  30 bis 45 Minuten genügen.

Psyche/Geist

- Zur Belohnung eine Entspannungseinheit einplanen.

Warum sind Fastensuppen als Fastenjoker so gesund?

Die Fatburner-Suppen bestehen aus Kartoffeln, Gemüse und frischen Kräutern, die extrem basisch sind und dem Körper möglichst viele Vitamine, Mineralien und Spurenelemente zuführen. Die Suppen machen satt und fördern auf natürliche Art die Fettverbrennung. Zudem werden der Darm gereinigt und die Wärmeerzeugung gefördert. Deshalb friert man beim Intervallfasten nicht, sondern fühlt sich pudelwohl. Die Rezepte zeigen, dass die Zubereitung der Suppen sehr einfach ist. Kalium ist vor allem in Kartoffeln und Gemüse enthalten, es wirkt entwässernd, harntreibend und fördert also alle reinigenden und entgiftenden Prozesse. Da die Suppen nur wenig gesalzen werden, können überschüssige Salze und Säuren aus dem Körper ausgeschieden werden. Fastenkrisen kommen natürlich nicht vor. Die warmen basischen Gemüsesuppen sind sowohl für die langen Fastenintervalle von einer Woche (Suppenfasten) wie auch für kurze Fastenintervalle von einem oder zwei Tagen (Intermollfasten mit Suppen) ideal.

Wenn es mal schnell gehen muss, können sie auch auf die Ralf-Moll-Fastensuppen im Glas zurückgreifen. Die Suppen werden wie bei Großmuttern frisch gekocht und schonend haltbar gemacht. Diese Fatburner-Suppen sind natürlich biologisch, vegan und kalorienreduziert. Durch das spezielle Herstellungsverfahren sind sie sehr sämig und sättigen sehr gut. Einfach erwärmen und loslöffeln, nach dem Motto „Löffel dich leicht". Jedes Glas Fastensuppe hat etwa 150 kcal und entspricht der Menge von zwei Tellern Suppe.

Bestellen Sie doch ganz bequem Ihr 6-er-Suppenpaket für den Joker-Suppen-Tag zum Sonderpreis unter www.fasten-shop.de. Damit machen Sie sich den Intermoll-Suppentag ohne großes Zutaten-Einkaufen und Rezepte-Nachkochen kinderleicht möglich. So bleibt Ihnen mehr Zeit für Ihr Sportprogramm oder für Entspannungstechniken. Sie können natürlich auch schon zwei Gläser Suppe am Abend vorher essen und die restlichen vier Gläser Fastensuppe am Intervall-Fastentag genießen. So macht Intervallfasten richtig Spaß.

Die Basis für alle: die 70/30-Regel

Durch das Intervallfasten werden alle drei Typen für eine gesündere Ernährung sensibilisiert. Die Pausen bewirken einen bewussteren Umgang mit der Nahrung. Natürlich ist in der Ess-Zeit im Prinzip alles erlaubt. Das macht den Start ins Intervallfasten auch so einfach. Es muss nicht alles auf einmal „anders" werden. Doch ergibt es natürlich keinen Sinn, in der Essensphase nur Junkfood, Kuchen, Kekse, Chips und Co. zu verdrücken. Für keinen der Typen. Eine solche Ernährung führt auf Dauer in jedem Fall zu einem Nährstoffmangel – mit oder ohne Intervallfasten.

Das Ziel ist also, langfristig eine gesunde und typgerechte Ernährung zu etablieren. Nun sieht diese aufgrund der unterschiedlichen Typen bei jedem etwas anders aus. Aber eine Empfehlung passt für alle: die sogenannte 70/30-Regel. Das bedeutet nichts anderes als: 70 Prozent der Nahrung sollten basisch sein, während die übrigen 30 Prozent säurebildend sein dürfen.

Also eine große Gemüse-Reis-Pfanne mit einer kleinen Portion Fisch oder Fleisch. Eine große Schüssel Salat mit einer überschaubaren Portion Schafskäse. Nichts ist verboten, es kommt nur auf das richtige Mischungsverhältnis an. Keine Sorge: Sie brauchen nichts abzuwiegen. Ihr Augenmaß reicht. Anhand der Tabelle auf Seite 143 kann sich jeder orientieren. Gemüse ist der wichtigste Nahrungsbestandteil für alle. Hier ist die größte Fülle an basischen Mineralstoffen enthalten. Wie dieser Gemüseanteil am besten zubereitet und verzehrt wird, ist von Typ zu Typ unterschiedlich: Für das Reh lieber gekocht und in Sahnesauce, der Tiger mag es gerne roh, und beim Bären sollte der Gemüseanteil so groß wie irgend möglich sein, gerne gemischt: roh und gekocht. Als Literaturtipp empfehle ich Ihnen mein Buch *Individuell Entsäuern, Entdecke deinen Stoffwechseltyp* (Südwest Verlag 2015), es enthält Ernährungstipps für jeden einzelnen Typ.

Durch den hohen Anteil an basischer Kost kann der Körper auch im Alltag optimal entsäuern und sich regulieren. Denn wir alle brauchen genügend basische Mineralstoffe, die uns helfen, die Säuren der Nahrung auszuscheiden. Die meisten Säuren entstehen beim Verzehr tierischer „Eiweißträger". Butter und Sahne enthalten nur ganz ganz wenig Eiweiß. Deshalb zählen sie zur neutralen Kategorie. Aber in Wurst, Fleisch, Milch und Käse steckt sehr viel tierisches Eiweiß. Bei der Verwertung im Körper entstehen Säuren, die er dann wieder loswerden muss. Und das geht nur mithilfe basischer Mineralstoffe.

Außerdem sollte jeder bei Ölen und Fetten auf eine gute Qualität achten. Denn diese sind neutral im Stoffwechsel. Das Reh kann ruhig etwas mehr Fett zu sich nehmen. Der Bär sollte dagegen eher knausern. In jedem Fall ist die Qualität entscheidend, denn stark verarbeitete Fette sind immer säurebildend. So wird aus einem an sich empfehlenswerten Öl ein Säurebildner, wenn es raffiniert und hoch erhitzt wird.

Mit der goldenen Ernährungsregel 70/30 essen Sie immer im Säure-Basen-Gleichgewicht. Die Fettverbrennung ist nur im basischen Milieu möglich, Ihr Stoffwechsel ist nicht blockiert. Sie fühlen sich leistungsstark und benötigen keine aufwendigen Kalorien-, Fett- oder Glyx-Tabellen, um abzunehmen. Ab jetzt brauchen Sie keine neue Diät mehr auszuprobieren, Sie sind angekommen bei Ihrem Wohlfühlgewicht.

Und das Allerbeste: Ausnahmen in der Ernährung wie Feste oder Geburtstagsfeiern werden von einem gesunden Säure-Basen-Haushalt problemlos toleriert und vergrößern nicht sofort Ihren Bauchumfang. Sie lernen, Säuren mit Basen zu neutralisieren, und achten nun bewusster auf eine angemessene Basenzufuhr.

Leckere Rezepte für die 70/30-Regel finden Sie ab Seite 186. Sie eignen sich perfekt für die Intervalltage 16:8, 14:10 oder 12:12 – je nach Typ. Denn sie sind gehaltvoller als Fastenrezepte, aber optimal sowohl in ihrer Zusammensetzung wie auch im Vitamingehalt.

SÄURE-BASEN-TABELLE

Basenbildende Lebensmittel

- Gemüse, frisch gepresste Gemüsesäfte, milchsauer eingelegtes Gemüse
- Salate, Kräuter, Gewürze
- Kartoffeln
- Nüsse, Samen
- Obst in reifem Zustand, frisch gepresste Obstsäfte, Trockenfrüchte
- Hülsenfrüchte
- Vollwertiges Getreide und Produkte daraus (wie Dinkelvollkornbrot, Roggensauerteigbrot, Vollkornnudeln) Naturreis, Quinoa, Hafer, Hirse, Amaranth
- Soja und Sojaprodukte (möglichst wenig verarbeitet und möglichst frei von Zusatzstoffen)

Neutrale Lebensmittel

- Butter, Sahne, saure Sahne
- Native Öle wie Lein-, Raps-, Walnuss- und Olivenöl
- Wasser ohne Kohlensäure, säurearmer Kaffee

Säurebildende Lebensmittel

- Fleisch, Wurst, Geflügel
- Fisch
- Milch, Milchprodukte wie Käse, Quark, Joghurt
- Eier
- Alkoholhaltige Getränke, Spirituosen, Wein, Bier, Sekt
- Fertigprodukte, Konserven, TK-Fertiggerichte, Trockenfertiggerichte mit Würzmischungen
- Raffinierte Fette (hoch erhitzte Speiseöle, Margarine)
- Zucker und stark gesüßte Produkte (Süßwaren, Backwaren, Limonade), Süßstoffe, Light-Produkte
- Weißmehlprodukte (Weißbrot, weißer Reis, helle Nudeln)
- Fast Food (Burger, Hotdog, Pommes, Döner)

Tabelle nach Ralf Moll

WAS ICH SONST NOCH ALLES MACHEN KANN

Die besten Extras für die Fastenwoche und die Intervallfastentage von A-Z

Atmen

Auch die Lunge ist ein Entgiftungsorgan. Durch die Atemluft scheiden wir zum Beispiel Kohlensäure aus. Deshalb ist bewusstes und tiefes Atmen in der Fastenzeit so wichtig. Am besten draußen in der freien Natur regelmäßig in Kombination mit Bewegung Sauerstoff tanken. Auch gut: mehrmals täglich bewusst in den Bauch atmen (in die Tiefe) oder die Lungen weiten (in die Breite).

Basenbad

Auch basische Entsäuerungsbäder sind zum Entsäuern über die Haut geeignet. Hierzu geben Sie 3-4 Esslöffel eines basischen Salzes in die Badewanne und entspannen sich rund 35 bis 45 Minuten im warmen Wasser.

Brottrunk

Die alte Tradition, milchsaure Getränke aus Getreide oder Brot (Kwass)

herzustellen, stammt ursprünglich aus Russland. Bäckermeister Willi Kanne hat den Kanne-Brottrunk entwickelt. Es gelang ihm, diesen Prozess so zu steuern, dass sich dabei kein Alkohol entwickelt. Brottrunk ist ein milchsaures Gärgetränk auf der Basis von Vollkornsauerteigbrot. Das Brot aus biologisch erzeugtem Getreide wird mit Quellwasser versetzt und anschließend langen Gärungsprozessen unterworfen.

Durch diese Gärungsreaktion entstehen gesunde Bakterien, Milchsäuren und Enzyme. Ist der Gärungsprozess beendet, wird der Brottrunk gefiltert und in Flaschen abgefüllt. Er enthält eine hohe Anzahl aktiver Milchsäurebakterien, die beim Vergären von Brot entstandene Milchsäure (die sogenannte Brotgetreidesäure) und wertvolle Vitamine, Mineralstoffe, dazu Spurenelemente und Enzyme. Die biologisch aktive Milchsäure begünstigt ein physiologisches leicht saures und damit gesundes Darmmilieu und unterstützt das Immunsystem. Brottrunk fördert die Darmgesundheit und steigert die Verdauungsleistung.

So setzen Sie ihn ein: Ein halbes Glas Brottrunk pro Tag mit Wasser oder Apfelsaft zu gleichen Teilen verdünnen und trinken.

Tipp: Wenn Sie Ihren Hautstoffwechsel bei der Entgiftung zusätzlich unterstützen wollen, empfehle ich Ihnen Ganzkörpereinreibungen mit Brottrunk. Dazu tragen Sie den Brottrunk morgens mit einem Waschlappen pur auf die Haut auf und lassen ihn einwirken – erst nach einer Weile wieder abduschen. So können die wertvollen Enzyme über die Haut in den Körper einziehen. Die Haut wird erfrischt und gestrafft.

Chlorella-Alge

Die kleinen grünen Algenpresslinge sind eine gute Ergänzung beim Fasten. Sie sorgen für eine Reinigung der Lymphe und unterstützen die Nieren bei der Entsäuerung. Der genaue Name ist *Chlorella pyrenoidosa*, und es handelt sich um eine Süßwasseralge. Sie enthält sehr viel Chlorophyll, den grünen Pflanzenfarbstoff, Vitamine, Mineralstoffe, Spurenelemente und Aminosäuren.

So nehmen Sie sie ein: jeden Abend 3 Chlorella-Presslinge mit viel Wasser schlucken.

Colon-Hydro-Therapie

Die Colon-Hydro-Therapie ist eine Erweiterung des Einlaufs und nicht zu verwechseln mit der Darmspiegelung, die ausschließlich von einem Facharzt durchgeführt werden darf. Die professionelle Darmspülung ist eine ideale Begleitung und Unterstützung in der Fastenzeit. Dabei wird warmes gefiltertes Wasser durch den gesamten Dickdarm gespült. Ein Therapeut massiert während der Behandlung den Bauch und kann damit gezielt alte Schlacken, die zum Teil seit Jahrzehnten festsitzen, zur Ablösung bringen. Während der Einlauf nur den Enddarm erreicht, kann die Darmspülung den gesamten Dickdarm gründlich und effektiv reinigen. Die Darmspülung ist vollkommen schmerzlos, und es tritt keinerlei Geruchsbelästigung auf. Wir empfehlen Ihnen, die Colon-Hydro-Therapie von einem erfahrenen Therapeuten durchführen zu lassen. Während der Fastenzeit 2 bis 3 Mal pro Woche, bei chronischen Beschwerden auch täglich. Es gibt in Deutschland rund 400 Colon-Hydro-Therapeuten, die dieses Verfahren beherrschen.

Digital Detox

Viele stellen fest, dass sich während der Fastenwoche neben körperlichen auch mentale Veränderungen einstellen. Die Fastenzeit ist immer auch eine Zeit der Besinnung. Um noch tiefer zur Ruhe zu kommen, sollte man während des Fastens sein Smartphone abschalten. Einfach mal nicht erreichbar sein, keine Messages, keine Mails checken, keine Anrufe bekommen. *Digital Detox* (auf Deutsch „digitale Entgiftung") bedeutet, sich der digitalen Dauerablenkung für bestimmte Zeiträume zu entziehen. Und das wird heute immer wichtiger, sonst diktieren Smartphones bald unseren kompletten Alltag. Egal, womit wir uns gerade beschäftigen, ständig drohen Unterbrechungen. Das gilt nicht nur für unsere private Kommunikation, auch berufliche Anfragen erreichen uns rund um die Uhr. Ständig fordern die smarten Alleskönner unsere Aufmerksamkeit. Und nicht selten beschäftigen wir

uns mehr mit dem Smartphone als mit unserem Gegenüber. Sie werden sich wundern, wie viel Zeit Sie auf einmal zum entspannten Lesen oder Musikhören haben oder dafür, einfach mal nur Ihre Gedanken schweifen zu lassen.

Einlauf

Wollen Sie sich in der Fastenwoche fit und vital fühlen und den maximalen Gewichtsverlust erzielen? Dann sollten Sie dafür sorgen, dass Ihr Darm regelmäßig entleert wird. Egal, ob Sie mit Säften, Suppen oder Früchten fasten. Darmreinigung durch Einläufe oder Darmbäder (siehe auch oben die Colon-Hydro-Therapie) sind unverzichtbar. Ihr Darm freut sich nämlich, dass er in der Fastenwoche keine große Verdauungsarbeit verrichten muss. Er nutzt diese Gelegenheit, alte kranke Zellen auszuscheiden, und die müssen raus! In der Fastenzeit sollte mindestens jeden zweiten Tag ein wenig Stuhlgang vorhanden sein, besser täglich. Ansonsten besteht die Gefahr einer zu langen Giftbelastung im Darm durch Fäulnis- und Gärungsprozesse sowie einer Rückvergiftung vom

Darm über das Blut in die Leber. Denn Leber und Galle schicken jetzt noch mehr ausscheidungspflichtige Schlackenstoffe in den Darm. Von dort sollten diese Stoffe täglich über den Stuhl entsorgt werden. So wird's gemacht: Haben Sie noch nie einen Einlauf gemacht? Kein Problem, wir erklären Ihnen alles ganz genau: Sie benötigen einen Irrigator (Einlaufgerät), den Sie im Sanitätsfachhandel oder in Drogerien erhalten. Wir empfehlen Ihnen aufgrund der leichteren Handhabung einen Reiseirrigator. Klistiere sind ungeeignet. Den Irrigator mit 1 bis 1½ Liter lauwarmem Wasser füllen und an einem Haken aufhängen; durch einen kleinen Hahn kann der Wasserzufluss reguliert werden. Lassen Sie zunächst etwas Wasser durch den Schlauch in ein Waschbecken laufen, damit die Luft entweichen kann. Führen Sie das eingefettete Endstück des Schlauches wie ein Fieberthermometer anal ein. Nachdem das Wasser in den Enddarm gelaufen ist (250 bis 500 ml pro Einlauf), drehen Sie den Irrigator zu, ziehen ihn heraus und legen sich entweder in der Badewanne auf den Rücken oder stellen bzw. hocken sich in die Dusche. Versuchen Sie, das Wasser möglichst lange im Darm zu halten, während Sie sich den Bauch sanft massieren. Danach sollten Sie die Toilette aufsuchen und sich entleeren. Ein zweiter Einlauf sollte direkt nachfolgen.

Grüne Tonerde
Die grüne Tonerde ist sonnengetrocknet, naturbelassen und enthält keine Konservierungsstoffe. Grüne Tonerde ist in der Lage, den Darm zu reinigen. Mit ihren feinen Körnchen massiert sie gleichzeitig den Darm. So nehmen Sie sie ein: Am Morgen 1 Teelöffel grüne Tonerde in einem Glas Wasser verrühren und trinken. Wenn Sie Früchtefasten praktizieren, dann können Sie auch mittags und abends noch einen Teelöffel Tonerde mit Wasser verdünnt einnehmen, da so die Säure aus den Früchten besser vertragen wird.

Die Haut
Auch über unser größtes Organ, die Haut, werden während der Fastenzeit vermehrt Schlackenstoffe ausgeschieden. Benutzen Sie während der Fastenzeit möglichst keine Cremes,

Make-up oder Puder, sie verstopfen nur die Poren und behindern die Ausscheidung. Natürliche Öle sind erlaubt. Besonders empfehlenswert ist eine sanfte ayurvedische Ganzkörper-Ölmassage. Bei dieser wunderbaren Behandlung wird das Öl von Kopf bis Fuß einmassiert. Erkundigen Sie sich, ob so etwas in Ihrer Nähe angeboten wird. Sie können auch in einem guten Hotel fragen.

Kaffee
Kaffee, schwarzer Tee (und natürlich auch Alkohol) sind in der Fastenzeit (langes Fastenintervall von einer Woche) nicht förderlich, da sie die Gewichtsabnahme und Entschlackung blockieren. Ihren Kaffeekonsum sollten Sie langsam ausschleichen, also sanft reduzieren. Sie können auch schon eine Woche vor Fastenbeginn mit dem Kaffeetrinken aufhören, indem Sie jeden Tag eine Tasse weniger trinken. Somit können Sie bei Fastenbeginn darauf verzichten. Sehr selten treten an den Schläfen Druckgefühle in Form von leichten Kopfschmerzen auf. Dieser sogenannte Entzugskopfschmerz geht jedoch nach etwa einem Tag vorüber. Wenn es gar nicht

geht: Trinken Sie alternativ zu Kaffee grünen Tee, damit Sie den Kaffeeentzug besser verkraften. Grüner Tee ist unfermentierter schwarzer Tee, aber nur leicht koffeinhaltig. Beim Intervallfasten ist Kaffeetrinken erlaubt, natürlich ohne Milch und Zucker. Versuchen Sie generell, einen biologisch hochwertigen Kaffee zu trinken und achten Sie auf schonend gerösteten säurearmen Kaffee.

Leberwickel
Der Leberstoffwechsel läuft während der Fastenzeit auf Hochtouren. Alle Schlacken werden von der Leber verarbeitet und an Darm und Nieren weitergereicht. Diese Entgiftungsarbeit kann durch die feuchte Wärme eines Wickels sehr gut unterstützt werden. Auch an einzelnen Fastentagen oder einfach zwischendurch tut der Leberwickel gut. So wird's gemacht: Eine Wärmflasche mit heißem Wasser füllen, in ein feuchtes Tuch wickeln und auf die Leber (rechte Seite, unter dem letzten Rippenbogen) legen. Darüber kommt ein trockenes Handtuch. Zum Einwirken legen Sie sich am besten ins Bett. Der Leberwickel braucht etwa 20 Minuten. Genießen

Sie die angenehme und entspannende Wirkung des Leberwickels am besten nachmittags.

Massagen

In unserem Fastenwanderzentrum unterstützen wir das Fasten auch durch verschiedene Massagen. Sie sind nicht nur angenehm und entspannend, sondern unterstützen den Körper bei der Entgiftung. Schmerzt bei Ihnen der Rücken, weil Sie zu lange vor dem Computer sitzen? Aber am Abend fehlt es an Lust und Kraft, sich zu bewegen? Fasten und Massage ist die Lösung! Erfahrene Masseure erkennen und ertasten die Schlacken in Form von Verklebungen, Verdickungen oder Verhärtungenin der Haut und im Bindegewebe. Planen Sie beim Fasten möglichst immer entspannende Massagen mit ein. Kümmern Sie sich rechtzeitig um entsprechende Termine während Ihrer Fastenwoche.

Öl-Zieh-Kur

Öl-Ziehen ist eine biologische Heilmethode mit hervorragender Entschlackungswirkung. Dadurch werden die Mund- und Rachenhöhle, Mandeln und Lymphsystem von krank machenden Keimen befreit. Das Öl bindet Schadstoffe. Mit dem Öl-Ziehen sollte man bereits an den Entlastungstagen beginnen und während des Fastens fortfahren. So wird's gemacht: 1 Teelöffel kaltgepresstes Sonnenblumenöl in den Mund nehmen, schlürfen, einsaugen und in der Mundhöhle hin und her bewegen. Das Öl soll auf keinen Fall heruntergeschluckt werden. Es ist zunächst dickflüssig, wird später milchig weiß und dünnflüssig. Dann einfach ausspucken. Falls Ihr Öl keine milchig weiße Farbe erreicht hat, sondern noch gelb ist, behalten Sie das Öl beim nächsten Mal etwas länger im Mund. Die optimale Dauer liegt bei 15 bis 20 Minuten. Falls Sie es nicht so lange schaffen, spucken Sie das Öl aus und starten Sie einen neuen Versuch. Nach dem Ausspucken reinigen Sie Ihre Mundhöhle gründlich mehrmals mit Wasser und putzen sich die Zähne. Das Tolle ganz nebenbei: Durch die Öl-Zieh-Kur bekommen Sie schöne weiße Zähne, verhindern Zahnfleischbluten und Zahnstein und festigen Ihre Zähne.

Sauna

Ein Saunabesuch ist in der Fastenzeit nur dann angesagt, wenn Ihr Kreislauf stabil ist. Am fünften Tag der Fastenwoche können Sie sich diese Entspannung gönnen, bei der durch das passive Schwitzen Schlackenstoffe über die Haut freigesetzt werden. Außerdem tut die Wärme sehr gut, da der Körper in der Fastenzeit schnell zum Frieren neigt. Vergessen Sie am Saunatag bitte nicht, mindestens 3 Liter, besser jedoch 4 Liter Flüssigkeit in Form von Wasser und Tee zu trinken. Sie verlieren durch das Schwitzen sehr viel Flüssigkeit, die wieder nachgefüllt werden muss.

Trinken

In der Fastenzeit braucht der Körper täglich 3 Liter Flüssigkeit in Form von Wasser und Kräutertee. Wasser reinigt das Blut, das Gewebe und spült die Nieren kräftig durch. Optimal ist Wasser ohne Kohlensäure. Wasser mit Kohlensäure bringt Säuren in den Körper. Falls Sie Wasser ohne Kohlensäure nicht mögen, aromatisieren Sie es mit einem Spritzer Limettensaft. Tee ist ein sehr guter Partner beim Abnehmen und Ent-

schlacken. Er kurbelt den Stoffwechsel an, hilft dem Körper zu entgiften und unterstützt die Verdauung. Sein Geheimnis: das Zusammenwirken von ätherischen Ölen, Gerb- und Bitterstoffen sowie bioaktiven Substanzen. Besonders viele verschiedene Kräuter in einem Tee machen ihn stark basisch und fördern die Entschlackung optimal.

Trockenbürsten

Für einen aktiven Start in den Tag bürsten Sie die Schlacken der Nacht aus dem Körper. Sie benötigen dazu eine Körperbürste, am besten mit einem langen Stiel. Das Trockenbürsten steigert die Durchblutung der Haut und sorgt dafür, dass sie schön und elastisch bleibt. Zudem werden der Kreislauf stabilisiert und der Lymphfluss angeregt. Das Trockenbürsten kann man natürlich wunderbar in den Alltag übernehmen. Vor allem Bären können damit ihren trägen Stoffwechsel anregen. Bei Rehen wie Petra sorgt das Trockenbürsten für einen ausgeglichenen und stabileren Kreislauf. So wird's gemacht: Bürsten Sie mit mittelstarkem Druck immer zum Herzen hin, beginnend mit dem rechten Bein (erst Außenseite, dann Innenseite), dann das linke Bein, den rechten Arm (erst Außenseite, dann Innenseite), den linken Arm, den Bauch und zum Schluss den Rücken. Eine besonders belebende Wirkung hat das Trockenbürsten vor dem offenen Fenster. So versorgen Sie sich gleichzeitig mit Sauerstoff.

Warme Fußbäder

Ein Problem während einer Fastenkur sind kalte Füße, die durch ein Fußbad wieder aufgewärmt werden. Warme Fußbäder fördern zusätzlich die Ausscheidung von Schlacken über die Nieren. So wird's gemacht: Ein hohes Gefäß mit Wasser (36 °C bis 38 °C) füllen und die Füße reinstellen. Diese danach kurz mit kälterem Wasser (12 °C bis 18 °C) abgießen. Vor allem Rehe (Empfindungsnaturelle) sollten regelmäßig ein warmes Fußbad oder ein Basenbad nehmen, um ihren kalten Stoffwechsel zu erwärmen.

Wechselduschen

Regen Sie Ihren Kreislauf an, indem Sie zwei Minuten warm, dann ein paar Sekunden kalt duschen, den Vorgang dreimal wiederholen und mit kaltem Wasser aufhören.

Zungenreinigung

Wie intensiv die Entschlackung in der Fastenwoche wirkt, sehen Sie am Belag Ihrer Zunge. Denn die Schleimhäute sind miteinander vernetzt. Wenn der Darm sich reinigt und erneuert, werden auch alle anderen Schleimhäute gereinigt. Die Zunge kann grau-gelblich und pelzig belegt sein, wenn eine starke Entgiftung von Leber und Galle abläuft. Ist der Belag sehr stark weißlich-hell, dann werden in erster Linie Magen und Dünndarm gereinigt. Mit dem Zungenreiniger kann man den in der Fastenzeit verstärkten Belag abschaben. Dazu den Zungenreiniger morgens drei-, viermal von hinten nach vorne über die Zunge führen, bis sie frei wird. Danach den Mund ausspülen und wenn gewollt, die Zähne putzen. Zwischendurch mal einen Zitronenschnitz essen, das reinigt den Mund und schützt vor ungewolltem Mundgeruch. Putzen Sie Ihre Zähne, wenn Sie das Bedürfnis haben.

DIE 66 BESTEN BASISCHEN REZEPTE

In unserem großen Rezeptteil finden Sie alle Anleitungen, die Sie zum Einstieg in die individuellen Fastenwochen, also die großen Fastenintervalle, benötigen. Natürlich können Sie sich hier aber auch jede Menge Inspirationen für Ihre einzelnen Fastentage holen. Alles ist vegan, basisch und steckt voller Vitalstoffe. Achten Sie beim Einkauf auch auf die Qualität der Lebensmittel. Bio wäre optimal, doch es kommt auch auf die Reife und saisonale Ausrichtung an!

Ab Seite 186 folgen Rezepte für die 70/30-Regel. Sie sind zum Teil vegan, vegetarisch, enthalten aber auch geringe Mengen Fisch oder Fleisch, Ei und Milchprodukte. Sie erinnern sich: Im Alltag sollten 70 Prozent Ihrer Nahrung basenbildend sein, die restlichen 30 Prozent unterliegen keinen Einschränkungen! Diese Rezepte eignen sich ideal für die Intervall-Tage. So kann die verlängerte Esspause ihre optimalen Wirkungen entfalten. Als dann – wir wünschen Ihnen guten Appetit!

REZEPTE FÜR DAS SAFTFASTEN

Das Saftfasten ist eine reine Trinkkur, bei der wir dem Körper ausschließlich flüssige Nahrung zuführen. Entweder über frisch gepresste Säfte oder durch eine selbst hergestellte Gemüsebrühe. Die darin enthaltenen Vitamine, Mineralstoffe und Spurenelemente helfen unserem Körper, seinen Stoffwechsel wieder ins Lot zu bringen. Die frischen Säfte werden bewusst nicht erhitzt, um die darin enthaltenen Enzyme nicht zu zerstören. Allerdings sollen sie auch nicht eiskalt getrunken werden. Am besten bereiten Sie die Säfte unmittelbar vor dem Verzehr aus Obst- und Gemüsesorten mit Zimmertemperatur zu. Die basischen Gemüsebrühen werden ebenfalls frisch gekocht und wirken angenehm wärmend.

CLEANING LIGHT

Zubereitung

1. Birnen und Äpfel waschen, vierteln und die Kerngehäuse entfernen. Den Kohlkopf putzen und grob stückeln. Die Selleriestangen putzen und etwas klein schneiden. Die Brunnenkresse waschen und abtropfen lassen.
2. Alle Zutaten in einen Entsafter geben und den Saft herauspressen. In ein großes Glas füllen und genießen.

Zubereitungszeit: 15 Minuten

> ### Zutaten für 2 Portionen
> 2 Birnen
> 3 Äpfel
> ⅛ kleiner Kopf Weißkohl
> 3 kleine Stangen Staudensellerie
> 1 Handvoll Brunnenkresse (20 Gramm)

CLEANING RED

Zubereitung

1. Die Wassermelone schälen und die Kerne aus dem Fruchtfleisch kratzen. Die Erdbeeren waschen und putzen. Wassermelone und Erdbeeren in einen Entsafter geben und auf höchster Stufe den Saft herauspressen.
2. Die Banane schälen, mit einer Gabel zerdrücken und mit einem Stabmixer unter den Obstsaft mischen.

Zubereitungszeit: 10 Minuten

> ### Zutaten für 1 Portion
> 200 g Wassermelone
> 200 g Erdbeeren
> 1 Banane

FITMACHER

Zubereitung

1. Möhren waschen und putzen. Orange schälen. Beides in einen Entsafter geben und den Saft herauspressen.
2. Banane schälen. Aprikose etwas klein schneiden. Beides mit dem Saft in einem Mixer auf höchster Stufe aufmixen.

Zubereitungszeit: 10 Minuten

> **Zutaten für 1 Portion**
> 2 Möhren
> 1 Orange
> 1 Banane
> 1 getrocknete Aprikose

FATBURNER-COCKTAIL

Zubereitung

1. Den Apfel waschen, vierteln und entkernen. Melone und Grapefruit schälen. Die Himbeeren verlesen. Die Gurke nur waschen. Diese Zutaten inklusive Melonenkernen, Apfel- und Gurkenstücken in einen Entsafter geben und den Saft herauspressen.
2. Die Limetten von Hand auspressen und den Saft unterrühren.

Zubereitungszeit: 10 Minuten

> **Zutaten für 3 Portionen**
> 1 Apfel
> 1 Cantaloupe-Melone
> 1 Grapefruit
> 1 Handvoll Himbeeren
> ½ Bio-Salatgurke
> 1–2 Limetten

FRÜCHTEPOWER

Zubereitung

1. Die Mango waschen, schälen und das Fruchtfleisch vom Kern schneiden. Die Paprikaschote waschen und das Fruchtfleisch grob stückeln. Die Tomaten waschen und halbieren.
2. Die Wassermelone schälen, die Kerne herauskratzen und das Fruchtfleisch grob stückeln. Die Erdbeeren putzen. Die Banane und die Limette schälen.
3. Alle Zutaten zusammen in einen Entsafter geben und den Saft herauspressen. Den Saft in ein großes Longdrinkglas füllen, kurz verquirlen und genießen.

Zubereitungszeit: 15 Minuten

Zutaten für 2 Portionen

1 Mango
1 rote Paprikaschote
2 Tomaten
¼ Wassermelone (etwa 900 g)
10 Erdbeeren
1 Banane
1 Limette

HERZ-FITMACHER

Zubereitung

1. Möhren waschen und putzen. Die Paprikaschote waschen und das Fruchtfleisch grob stückeln. Grapefruit und Kiwi schälen. Die Zwiebel abziehen. Den Sellerie putzen, klein schneiden, die Gurke auch. Die Tomaten waschen und halbieren.
2. Alle Zutaten in eine Saftpresse geben und den Saft herauspressen.

Zubereitungszeit: 15 Minuten

Zutaten für 2 Portionen

2 Möhren
¼ grüne Paprikaschote
½ Grapefruit
1 Kiwi
1 Zwiebel
3 Selleriestangen
½ Bio-Salatgurke
2 Tomaten

FINESTAR

Zubereitung

1. Das Gemüse waschen, putzen und etwas klein schneiden. Den Apfel waschen und vierteln. Die Trauben waschen und abtropfen lassen.

2. Die Zutaten, einschließlich der Apfel- und Traubenkerne und -schalen, in einen Entsafter geben und den Saft herauspressen.

3. Den Drink mit der gehackten Petersilie garnieren.

Zubereitungszeit: 15 Minuten

> **Zutaten für 2 Portionen**
> 3 Möhren
> 1 Pastinake
> 1 Salatgurke
> 1 grüne Paprikaschote
> 1 Apfel
> 1 kleines Büschel Trauben (200 g)
> 1 EL frische Petersilie, gehackt

FETT-WEG-DRINK

Zubereitung

1. Zitrusfrüchte und Gurke schälen. Grapefruits und Zitrone halbieren. Gurke etwas klein schneiden.

2. Alle Zutaten in einen Entsafter geben, den Saft herauspressen und mit so viel Wasser auffüllen, dass sich die Flüssigkeit gut trinken lässt.

Zubereitungszeit: 10 Minuten

> **Zutaten für 2–3 Portionen**
> 2 Grapefruits
> 1 Zitrone
> 1 Salatgurke

LEBERREINIGUNGSSAFT

Zubereitung

1. Die Möhren waschen und putzen. Die Äpfel waschen und das Kerngehäuse entfernen. Den Löwenzahn waschen und trocken schütteln.
2. Alle Zutaten in einen Entsafter geben und den Saft herauspressen.

Zubereitungszeit: 10 Minuten

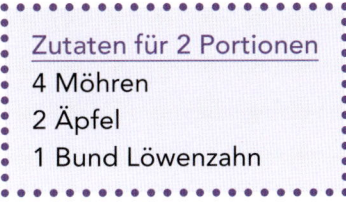

Zutaten für 2 Portionen
4 Möhren
2 Äpfel
1 Bund Löwenzahn

LYMPHREINIGUNGSSAFT

Zubereitung

1. Die Schale der Wassermelone abschneiden und die Kerne aus dem Fruchtfleisch kratzen. Die Himbeeren verlesen und bei Bedarf kurz waschen.
2. Beides in einen Entsafter geben und den Saft herauspressen.

Zubereitungszeit: 10 Minuten

Zutaten für 2 Portionen
¼ Wassermelone (etwa 900 g)
125 g Himbeeren

KÖRNIGE GEMÜSEBRÜHE

Zubereitung

1. Das Gemüse waschen und putzen. Alles in Würfel schneiden. Petersilie fein hacken.
2. Alle Zutaten in einem Mixer pürieren und mit Salz würzen.
3. Ein Backblech mit Backpapier auslegen und die Gemüsemasse darauf ausstreichen. Die Masse bei 70 °C (Umluft 50 °C, Gas Stufe 1) etwa 12 Stunden lang trocknen lassen.
4. Die getrocknete Masse in einem Mixer zerkleinern und in ein dicht verschließbares Schraubglas füllen.
5. Für 1 Portion Gemüsebrühe 1 gestrichenen Esslöffel körnige Gemüsebrühe in 200 Millilitern Wasser auflösen.

Zubereitungszeit: 15 Minuten | Trocknungszeit: 12 Stunden

> **Zutaten für rund 450 Gramm**
> 300 g Möhren
> 300 g Knollensellerie
> 300 g Porree
> 150 g Zwiebeln
> ½ Bund Petersilie
> 1 EL Kräutersalz

FENCHELBRÜHE

Zubereitung

1. Fenchel putzen und in feine Streifen schneiden. Fenchelgrün fein hacken. Orangenfilets auslösen und halbieren.
2. Die Gemüsebrühe aufkochen und Fenchelstücke, Orangensaft, ein wenig Kräutersalz und Zimt zugeben. Bei mittlerer Hitze etwa 15 Minuten dünsten. Für die letzten 5 Minuten die Orangenfiletstücke zugeben.
3. Nach Belieben das Fenchelgrün über die Brühe streuen.

Zubereitungszeit: 25 Minuten

> **Zutaten für 1 Portion**
> 1 Fenchelknolle
> ½ Orange
> 200 ml Gemüsebrühe
> 1 TL Orangensaft
> Kräutersalz
> 1 Msp. Ceylon-Zimtpulver

PAPRIKABRÜHE

Zubereitung

1. Paprikaschote waschen, putzen und das Fruchtfleisch klein würfeln. Zwiebel und Knoblauch abziehen, fein würfeln.
2. Öl erhitzen und die Zwiebel- und Knoblauchwürfel darin glasig dünsten. Paprika zugeben. Mit Cayennepfeffer, Paprikapulver und Oregano würzen und alles kurz schmoren lassen. Mit der Brühe ablöschen und zugedeckt etwa 10 Minuten bei mittlerer Hitze köcheln lassen. Mit Kräutersalz abrunden.

Zubereitungszeit: 20 Minuten

Zutaten für 1 Portion
1 kleine rote Paprikaschote
½ Zwiebel
1 kleine Knoblauchzehe
2 EL Olivenöl
Cayennepfeffer nach Geschmack
1 Prise Paprikapulver
¼ TL gerebelter Oregano
250 ml Gemüsebrühe
½ TL Kräutersalz

SELLERIEBRÜHE

Zubereitung

1. Sellerie waschen, schälen und in kleine Stücke zerteilen. Zwiebel abziehen und fein würfeln. Apfel waschen und das Fruchtfleisch in kleine Stückchen schneiden.
2. Das Öl erhitzen, die Zwiebel- und Apfelstücke darin andünsten. Die Selleriestücke zugeben und kurz mit anbraten. Alles mit der Brühe ablöschen.
3. Liebstöckel zugeben und alles zugedeckt bei mittlerer Hitze etwa 10 Minuten köcheln lassen. Den Liebstöckel herausfischen, die Brühe mit Kräutersalz würzen.

Zubereitungszeit: 25 Minuten

Zutaten für 1 Portion
½ kleine Sellerieknolle
½ Zwiebel
½ Apfel
2 EL Olivenöl
200 ml Gemüsebrühe
1 kleiner Stängel Liebstöckel
Kräutersalz

SPARGELBRÜHE

Zubereitung

1. Den Spargel schälen, waschen und schräg in 2 cm lange Stücke schneiden.
2. Die Brühe zum Kochen bringen. Die Spargelstücke und den Zucker hineingeben. Das Ganze zugedeckt bei mittlerer Hitze etwa 10 Minuten köcheln lassen.

> **Zutaten für 1 Portion**
> 3 Stangen grüner oder weißer Spargel
> 200 ml Gemüsebrühe
> 1 TL Rohrohrzucker
> Saft von ½ Orange
> ½ TL Kräutersalz
> 1 TL Nussöl (ersatzweise Sesamöl)
> 1 EL frischer Kerbel, gehackt

3. Die Spargelbrühe mit Orangensaft und Kräutersalz abschmecken und nach Belieben mit Nussöl verfeinern. Mit Kerbel bestreuen.

Zubereitungszeit: 25 Minuten

TOMATENBRÜHE

Zubereitung

1. Die Tomaten mit kochendem Wasser überbrühen, häuten, (die Kerne bitte wegen der Ballaststoffe und des Aromas drinlassen) und das Fruchtfleisch klein schneiden. Die Zwiebel abziehen und fein würfeln.
2. Öl erhitzen und die Zwiebel darin glasig werden lassen. Tomaten und Zucker zugeben und kurz mit anschmoren. Mit der Brühe ablöschen und zugedeckt bei mittlerer Hitze etwa 10 Minuten köcheln lassen. Mit Kräutersalz würzen.

> **Zutaten für 1 Portion**
> 2 Tomaten
> ½ Zwiebel
> 2 EL Olivenöl
> ½ TL Rohrohrzucker
> 200 ml Gemüsebrühe
> ½ TL Kräutersalz

Zubereitungszeit: 20 Minuten

Beim Früchtefasten gibt es richtig was zu beißen. Doch nicht nur Obst, sondern auch Gemüse liefert Früchte, denn schließlich sind Früchte – botanisch gesehen – alles, was sich aus der befruchteten Blüte einer Pflanze entwickelt. Zum Fasten sollten die Obst- und Gemüsefrüchte möglichst aus biologischem Anbau stammen. Dips sind zum Früchtefasten ideal, denn sie eignen sich als Begleiter zu Pellkartoffeln oder als Füllung für rohes, geputztes und ausgehöhltes Gemüse wie Paprikaschoten oder Tomaten.

BROKKOLI-PESTO

Zubereitung

1. Den Brokkoli waschen, putzen und in Röschen zerteilen. Knoblauch abziehen und fein würfeln. Die Gemüsebrühe erhitzen und den Brokkoli und den Knoblauch darin etwa 15 Minuten weich kochen.
2. Eine beschichtete Pfanne ohne Öl erhitzen und die Sonnenblumenkerne darin unter Rühren anrösten. Herausnehmen und abkühlen lassen.
3. Die gerösteten Sonnenblumenkerne in einer kleinen Mühle fein zermahlen.
4. Brokkolibrühe abgießen und beiseitestellen. Brokkoli, Sonnenblumenkerne, Öl, Meerrettich und Zitronensaft im Mixer glatt pürieren. Bei Bedarf ein paar Esslöffel Brokkolibrühe zufügen, bis die Masse streichfähig ist. Mit Salz und Pfeffer abschmecken.

Zubereitungszeit: 25 Minuten

> **Zutaten für 2 Portionen**
> 250 g Brokkoli
> 1–2 Knoblauchzehen
> 300 ml Gemüsebrühe
> 60 g Sonnenblumenkerne
> 1 EL Olivenöl
> 1–2 TL Meerrettich, frisch gerieben
> 1 TL Zitronensaft
> Kräutersalz
> Schwarzer Pfeffer aus der Mühle

AVOCADO-BASISDIP

Zubereitung

1. Die Avocado halbieren, den Kern entfernen und das Fruchtfleisch aus der Schale löffeln.
2. Knoblauch abziehen und durch eine Presse zur Avocado drücken. Zitronensaft und Sojasauce zufügen und alles mit einem Stabmixer pürieren. Mit Kräutersalz abschmecken.

Zubereitungszeit: 10 Minuten

> **Zutaten für 2 Portionen**
> 1 reife Avocado
> 1 kleine Knoblauchzehe
> Saft von ½ Zitrone
> 1 Spritzer Sojasauce
> Kräutersalz

AVOCADO-TOMATEN-PAPRIKA-DIP

Zubereitung

1. Die Tomate waschen, halbieren, Stielansatz und Kerne entfernen und das Fruchtfleisch in sehr kleine Stücke schneiden. Paprikaschote waschen, putzen und das Fruchtfleisch in kleine Würfel schneiden.
2. Den Avocado-Basisdip mit Cayennepfeffer und Paprikapulver würzen, dann die Tomaten- und Paprikastücke unterziehen.

Zubereitungszeit: 15 Minuten

> **Zutaten für 2 Portionen**
> 1 Tomate
> ½ gelbe Paprikaschote
> 1 Avocado-Basisdip (siehe oben)
> 1 Prise Cayennepfeffer
> 1 Prise Paprikapulver, edelsüß

AVOCADO-KARTOFFEL-GEMÜSE-DIP

Zubereitung

1. Die Pellkartoffel schälen, mit einer Gabel fein zerdrücken und mit dem Avocado-Basisdip vermengen.
2. Mais abtropfen lassen. Erbsen in heißem Salzwasser 5 Minuten blanchieren und abgießen. Mais, Erbsen und Petersilie zum Dip geben und unterheben. Damit die Masse geschmeidiger wird, kann man 1 TL Gemüsebrühe einrühren.

Zubereitungszeit: 15 Minuten

Zutaten für 2 Portionen
1 kleine Pellkartoffel, abgekühlt
1 Avocado-Basisdip (siehe links)
2 EL Zuckermais (Dose)
2 EL Erbsen (TK-Ware)
2 EL frische Petersilie, gehackt
1 TL Gemüsebrühe

CURRY-ANANAS-DIP

Zubereitung

1. Die Kokosflocken in einer Pfanne ohne Fettzugabe unter Rühren rösten. Herausnehmen und abkühlen lassen.
2. Die Ananas von der Schale und dem harten Strunk befreien und das Fruchtfleisch in Stücke schneiden. Banane schälen und in grobe Stücke brechen.

Zutaten für 2 Portionen
1 EL Kokosflocken
2 Scheiben Ananas
1 Banane
1 Spritzer Zitronensaft
Kräutersalz
¼ TL Currypulver, mild

3. Ananas- und Bananenstücke mit Zitronensaft beträufeln, mit Kräutersalz und Currypulver in einem Mixer glatt pürieren. Die gerösteten Kokosflocken einrühren.

Zubereitungszeit: 15 Minuten

ROTE-BETE-MEERRETTICH-DIP

Zubereitung

1. Die Rote Bete waschen, schälen, putzen und in kleine Stücke schneiden. Die Zwiebel abziehen und fein würfeln.
2. Öl erhitzen und die Zwiebel darin glasig dünsten. Ahornsirup einrühren, die Rote Bete zugeben und anschmoren. Mit Aceto balsamico ablöschen.
3. Brühe angießen, Kräutersalz zugeben und bei geringer Hitze zugedeckt etwa 40 Minuten köcheln lassen. Dabei immer wieder kontrollieren, ob noch genug Flüssigkeit im Topf ist.
4. Die Rote-Bete-Mischung pürieren und mit Meerrettich würzen.

Zubereitungszeit: 50 Minuten

Zutaten für 2 Portionen
1 kleine Rote-Bete-Knolle
1 kleine Zwiebel
2 EL Olivenöl
1 EL Ahornsirup
3 EL Aceto balsamico
100 ml Gemüsebrühe
Kräutersalz
1 TL Meerrettich

MÖHREN-KNOBLAUCH-DIP

Zubereitung

1. Die Möhren waschen und putzen. Den Apfel vom Kerngehäuse befreien. Möhren und Apfel fein zerkleinern.
2. Den Knoblauch abziehen und durch eine Presse zum Gemüse drücken. Zitronensaft, Mandelmus, Ketchup zugeben und alles fein pürieren. Mit Kräutersalz und Pfeffer würzen.

Zubereitungszeit: 15 Minuten

Zutaten für 2 Portionen
3 Möhren
½ Apfel mit Schale
1 Knoblauchzehe
1 Spritzer Zitronensaft
3 EL Mandelmus
3 EL Tomatenketchup
Kräutersalz
Schwarzer Pfeffer aus der Mühle

MANGO MIT BEERENALLERLEI

Zubereitung

1. Die Mango schälen und das Fruchtfleisch in Stücke schneiden. Die Beeren waschen und verlesen.
2. Beides dekorativ auf einem Teller anrichten.

Zubereitungszeit: 10 Minuten

> **Zutaten für 1 Portion**
> 1 Mango
> 250 g Beeren nach Wahl

EXOTISCHES FRÜCHTE-CARPACCIO

Zubereitung

1. Das Obst waschen, putzen, schälen und in dünne Scheiben schneiden. Leicht überlappend auf auf einem Teller auslegen.
2. Mit etwas Limettensaft beträufeln und mit Minzblättern garnieren.

Zubereitungszeit: 10 Minuten

> **Zutaten für 1 Portion**
> 3 Erdbeeren
> 1 Kiwi
> 1 Banane
> ½ Mango
> ½ Papaya
> Saft von 1 Limette
> Minzblätter

OBSTSALAT MIT FRÜCHTESAUCE

Zubereitung

1. Apfel, Birne, Kiwi und Erdbeeren putzen und in mundgerechte Stücke schneiden. Auf einem Teller anrichten.
2. Orange auspressen. Mango schälen und das Fruchtfleisch mit dem Orangensaft mit einem Stabmixer glatt pürieren. Die Sauce über den Obstsalat geben.

Zubereitungszeit: 10 Minuten

> **Zutaten für 1 Portion**
> 1 Apfel
> 1 Birne
> 1 Kiwi
> 6 Erdbeeren
> Saft von einer ½ Orange
> 1 kleine reife Mango

BANANEN-EIS

Zubereitung

1. Banane schälen, in Stücke schneiden und mindestens 5 Stunden lang einfrieren.
2. Die gefrorene Banane etwas antauen lassen. Etwas Sojamilch in den Mixer/Mixbecher füllen, nach und nach die Bananenstücke hinzufügen und alles glatt pürieren. Je nach Konsistenz mehr Sojamilch zugeben. Die Vanilleschote auskratzen und das Mark unter die Eismasse mischen.

Zubereitungszeit: 10 Minuten | Gefrierzeit: mindestens 5 Stunden

> **Zutaten für 1 Portion**
> 1 Banane
> etwa 80 ml Sojamilch
> Mark von ½ Vanilleschote

MANGO-ORANGEN-SORBET

Zubereitung

1. Mango schälen und das Fruchtfleisch in Stücke schneiden. Die Orange heiß abwaschen, mit einem Zestenreißer einige Streifen aus der Schale reißen. Beides in einen Gefrierbeutel geben und mindestens 5 Stunden gefrieren lassen.
2. Die Orange auspressen und den Saft nach und nach mit den gefrorenen Mangostücken und den Orangenzesten pürieren.

Zubereitungszeit: 10 Minuten | Gefrierzeit: mindestens 5 Stunden

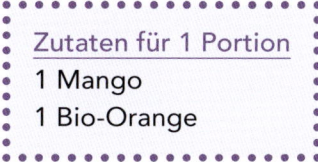

Zutaten für 1 Portion
1 Mango
1 Bio-Orange

MELONE MIT BANANE UND BEEREN

Zubereitung

1. Die Honigmelone schälen, die Kerne entfernen und das Fruchtfleisch würfeln.
2. Die Banane schälen und in Stücke schneiden. Die Beeren waschen und verlesen. Alles zusammen dekorativ auf einem Teller anrichten.

Zubereitungszeit: 10 Minuten

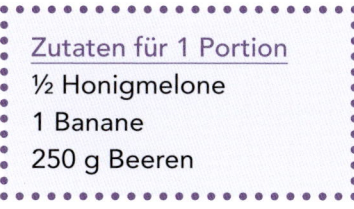

Zutaten für 1 Portion
½ Honigmelone
1 Banane
250 g Beeren

Beim Suppenfasten sorgt das zubereitete Gemüse in Kombination mit stärkereichen Lebensmitteln, wie Kartoffeln oder Pastinaken, für einen stabilen Blutzuckerspiegel und lang anhaltende Sättigung. Geschmacklich fein abgestimmt mit frischen Kräutern, liefern sie wertvolle Mineralstoffe und Spurenelemente. Doch auch aus sonnengereiftem vitalstoffreichem Obst lassen sich feine Suppen zubereiten. Insgesamt fühlt man sich beim Suppenfasten leistungsfähig, warm und satt.

LINSEN-KOKOS-PAPRIKA-SUPPE

Zubereitung

1. Die Linsen in einer Schüssel mit kaltem Wasser bedecken und 3 Stunden einweichen. Das Einweichwasser abgießen, die Linsen abspülen und abtropfen lassen.
2. Die Paprikaschote waschen, putzen und das Fruchtfleisch in Würfelchen schneiden. Die Zwiebel abziehen und fein würfeln.
3. Das Öl erhitzen und die Zwiebelwürfel mit dem Currypulver darin anschmoren. Linsen und Paprikawürfel zugeben und kurz mitbraten. Mit der Brühe ablöschen und die Suppe salzen. 20 Minuten zugedeckt bei mittlerer Hitze köcheln lassen.
4. Zum Schluss die Kokosmilch angießen und die Suppe noch einmal aufwallen lassen.

Zubereitungszeit: 30 Minuten | Einweichzeit: 3 Stunden

Zutaten für 1 Portion
80–100 g Berglinsen
½ rote Paprikaschote
1 kleine Zwiebel
2 EL Olivenöl
¼ TL Currypulver, mild
200 ml Gemüsebrühe
Kräutersalz
100 ml Kokosmilch

HIRSE-APRIKOSEN-SUPPE

Zubereitung

1. Aprikosen über Nacht in etwas Wasser einweichen.
2. Am Morgen 350 ml Wasser und die Kokosmilch erhitzen. Vanillemark aus der Schote kratzen und dazugeben. Hirseflocken hinzufügen, alles zum Kochen bringen. Herd abstellen und die Flocken noch ein paar Minuten quellen lassen.

Zutaten für 1 Portion

4 getrocknete Aprikosen
100 ml Kokosmilch
½ echte Vanilleschote
4 EL Hirseflocken
1 TL Ahornsirup oder Honig

3. Abgetropfte Aprikosen zerteilen, unterrühren. Mit Honig oder Ahornsirup abschmecken.

Zubereitungszeit: 15 Minuten | Einweichzeit: über Nacht

AUBERGINEN-TOMATEN-CREMESUPPE

Zubereitung

1. Die Aubergine waschen, schälen und das Fruchtfleisch in kleine Würfel schneiden. Die Tomaten von den Stielansätzen befreienn und das Fruchtfleisch klein schneiden. Die Zwiebel abziehen und fein würfeln.
2. Das Öl erhitzen und die Zwiebelwürfel darin glasig dünsten. Tomaten- und Auberginenstücke zugeben, kurz anschwitzen und mit der Brühe ablöschen. 10 Minuten zugedeckt bei mittlerer Hitze dünsten.

Zutaten für 1 Portion

1 mittelgroße Aubergine
3 Tomaten
1 Zwiebel
2 EL Olivenöl
150 ml Gemüsebrühe
Kräutersalz

3. Das weiche Gemüse pürieren und die Cremesuppe mit Kräutersalz würzen.

Zubereitungszeit: 20 Minuten

KARTOFFELSUPPE MIT MANGOLD

Zubereitung

1. Kartoffeln waschen, schälen und vierteln. Die Brühe zum Kochen bringen und die Kartoffelstücke darin etwa 15 Minuten garen. Die Kartoffeln in der Brühe fein zerstampfen.
2. Mangoldblätter waschen, von den Stielen trennen und in schmale Streifen schneiden. Die Stiele ebenfalls in dünne Streifen schneiden. Zwiebel abziehen und fein würfeln.
3. Das Öl erhitzen und die Zwiebelwürfel darin glasig dünsten. Die Mangoldstiele kurz mitbraten. Die Kartoffelbrühe angießen und die Suppe mit Muskatnuss und Kräutersalz würzen. Zugedeckt bei mittlerer Hitze etwa 8 Minuten köcheln lassen.
4. Die klein geschnittenen Mangoldblätter dazugeben und alles zusammen weitere 5 Minuten bei schwacher Hitze garen.

Zubereitungszeit: 40 Minuten

<u>Zutaten für 1 Portion</u>
2 mehlig kochende Kartoffeln
250 ml Gemüsebrühe
5 Mangoldblätter mit Stielen
½ Zwiebel
2 EL Öl
¼ TL Muskatnuss
Kräutersalz

PASTINAKEN-KÜRBIS-SUPPE

Zubereitung

1. Die Pastinake waschen, schälen, putzen und in kleine Stücke schneiden. Den Kürbis schälen, die Samen entfernen und das Fruchtfleisch klein schneiden. Die Zwiebel abziehen und fein würfeln.
2. Die Brühe erhitzen und Pastinake, Kürbis und Zwiebel zugeben. Mit Salz, Pfeffer und Ahornsirup würzen. Alles 5 Minuten kochen lassen, die Hitze reduzieren und bei mittlerer Hitze zugedeckt etwa 20 Minuten köcheln lassen.
3. Inzwischen die Kürbiskerne in einer Pfanne ohne Fettzugabe anrösten.
4. Das gekochte Gemüse glatt pürieren und mit Kürbiskernöl beträufeln. Die Kürbiskerne über die Suppe streuen.

Zubereitungszeit: 30 Minuten

Zutaten für 1 Portion
1 mittelgroße Pastinake
½ kleiner Hokkaido-Kürbis
1 kleine Zwiebel
300 ml Gemüsebrühe
Kräutersalz
Schwarzer Pfeffer aus der Mühle
1 EL Ahornsirup
1 EL Kürbiskerne
1 TL Kürbiskernöl

SÜSSKARTOFFELSUPPE MIT PETERSILIENWURZEL

Zubereitung

1. Die Süßkartoffel und die Petersilienwurzel waschen, schälen, putzen und in 1 cm große Würfel schneiden. Die Zwiebel abziehen und fein würfeln.
2. Das Öl in einem Topf erhitzen und die Zwiebelwürfel darin glasig dünsten. Die Gemüsewürfel zugeben und kurz anschmoren. Mit der Brühe ablöschen und das Ganze zugedeckt bei mittlerer Hitze 15 Minuten köcheln lassen.
3. Etwa die Hälfte der gekochten Gemüsewürfel aus dem Topf nehmen, fein pürieren und wieder in die Brühe geben. Die Suppe mit Kräutersalz würzen und mit Petersilie bestreuen.

Zubereitungszeit: 30 Minuten

Zutaten für 1 Portion
1 Süßkartoffel (Batate)
1 Petersilienwurzel
1 kleine Zwiebel
2 EL Olivenöl
250 ml Gemüsebrühe
Kräutersalz
1 EL frische Petersilie, gehackt

ROTE-BETE-MEERRETTICH-SUPPE

Zubereitung

1. Zwiebel würfeln und in einem Suppentopf in dem Olivenöl andünsten.
2. Rote-Bete-Knolle (Vorsicht damit, der Saft macht üble Flecken) und Kartoffel schälen und würfeln.
3. Zwiebeln mit der Gemüsebrühe ablöschen, Rote-Bete- und Kartoffelwürfel hinzufügen, alles etwa 30 Minuten lang köcheln lassen, dann die Senfkörner hineingeben. Mit Pfeffer und Meerrettich abschmecken.
4. Im Standmixer (oder mit einem Mixstab) pürieren und die Suppe im Teller vor dem Servieren mit einem Klacks Sojasahne krönen.

Zubereitungszeit: 45 Minuten

Zutaten für 1 Portion
1 kleine Zwiebel (30 g)
1 TL Olivenöl
1 kleine Rote-Bete-Knolle, roh (80 g)
½ kleine Kartoffel (50 g)
500 ml Gemüsebrühe
½ TL Senfkörner
Pfeffer
½ TL Meerrettich
2 EL Sojasahne

MAISSCHAUMSÜPPCHEN

Zubereitung

1. Frischen Mais vom Kolben schneiden bzw. gefrorenen Mais auftauen und abtropfen lassen.
2. Die Honigmelone schälen, die Kerne entfernen und das Fruchtfleisch in Stücke schneiden.
3. Das Nussöl in einem Topf erhitzen und die Maiskörner darin kurz anschmoren. Die Melonenstücke dazugeben und mit der Brühe ablöschen. Zugedeckt bei mittlerer Hitze etwa 10 Minuten köcheln lassen.
4. Den Topfinhalt mit dem Stabmixer pürieren und durch ein Sieb streichen. Den Safran zugeben. Mit Kräutersalz abschmecken.

Zubereitungszeit: 25 Minuten

Zutaten für 1 Portion
5 EL frischer Mais
oder 100 g TK-Mais
⅛ kleine reife Honigmelone
2 EL Nussöl
250 ml Gemüsebrühe
1 Messerspitze Safran
Kräutersalz

MÖHREN-INGWER-SUPPE

Zubereitung

1. Die Möhren waschen, putzen und in kleine Stücke schneiden. Die Zwiebel abziehen und fein würfeln. Den Ingwer schälen und fein reiben; es soll etwa ½ TL sein.
2. Das Öl in einem Topf erhitzen und die Zwiebelwürfel mit dem Currypulver und dem Ingwer darin andünsten. Die Möhrenstücke zugeben und kurz anschmoren. Mit der Gemüsebrühe ablöschen und zugedeckt bei mittlerer Hitze etwa 10 Minuten garen.
3. Die Suppe pürieren und mit Apfeldicksaft, Kräutersalz und Pfeffer würzen. Zum Schluss den Saft der halben Orange auspressen und in die heiße Suppe einrühren.

Zubereitungszeit: 20 Minuten

Zutaten für 1 Portion

2 Möhren
1 kleine Zwiebel
½ TL Ingwer, gerieben
2 EL Olivenöl
½ TL Currypulver, mild
200 ml Gemüsebrühe
1 TL Apfeldicksaft
Kräutersalz
Schwarzer Pfeffer aus der Mühle
½ Orange

GURKENSUPPE MIT SPROSSEN

Zubereitung

1. Gurke putzen, schälen und in kleine Stücke schneiden. Zwiebel und Knoblauch abziehen und fein würfeln.
2. Das Öl erhitzen, Zwiebel und Knoblauch darin anschwitzen. Die Gurkenstücke zugeben, kurz mitdünsten und mit 100 ml Brühe ablöschen. Das Ganze zugedeckt bei mittlerer Hitze etwa 8 Minuten dünsten. Im Mixer oder mit einem Mixstab glatt pürieren.
3. Die restlichen 50 ml kalte Brühe mit dem Mehl verrühren und unter das pürierte Gemüse ziehen. Die Suppe kurz aufkochen und andicken lassen. Mit Salz, Pfeffer und Muskatnuss abschmecken.
4. Die Sprossen waschen und über die Suppe streuen.

Zubereitungszeit: 20 Minuten

Zutaten für 1 Portion
½ Schlangengurke
1 Zwiebel
1 Knoblauchzehe
1 EL Olivenöl
150 ml Gemüsebrühe
1 EL Reismehl
Kräutersalz
Schwarzer Pfeffer aus der Mühle
Muskatnuss, frisch gerieben
2 EL Radieschensprossen

HAFERCREMESUPPE

Zubereitung

1. Das Olivenöl in einem Topf erhitzen und die Haferflocken darin unter Rühren kurz anrösten.
2. Die Brühe angießen und die Haferflocken aufkochen lassen. Die Hitzezufuhr reduzieren und die Haferflocken etwa 5 Minuten quellen lassen. Noch warm verzehren.

Zubereitungszeit: 10 Minuten

Zutaten für 1 Portion
1 EL Olivenöl
4 gestrichene EL feine Vollkornhaferflocken
250 ml Gemüsebrühe

SOMMERLICHE FRUCHTSUPPE

Zubereitung

1. Nektarinen, Pfirsiche und Aprikosen waschen, das Fruchtfleisch jeweils vom Kern lösen und klein schneiden. Die Orange halbieren und den Saft auspressen.
2. Die Fruchtstücke mit Apfel- und Orangensaft in einem Mixer glatt pürieren. Nach Geschmack mit Ahornsirup verfeinern.

Zubereitungszeit: 10 Minuten

Zutaten für 1 Portion
2 Nektarinen
2 Pfirsiche
2 Aprikosen
1 Orange
100 ml naturtrüber Apfelsaft
½-1 TL Ahornsirup

FRÜHLINGS-KRESSESUPPE

Zubereitung

1. Die Frühlingszwiebeln und den Porree waschen und in dünne Ringe schneiden. Die Pellkartoffel in kleine Stücke schneiden. Die Kresse kalt abspülen.
2. Die Gemüsebrühe zum Kochen bringen, die Zwiebel- und Porreeringe darin zugedeckt bei mittlerer Hitze etwa 8 Minuten dünsten. Für die letzten 2 Minuten die Kartoffelstücke zugeben. Am Ende der Garzeit die Kresse untermischen.
3. Das Ganze fein pürieren. Mit Kräutersalz, Muskatnuss und Pfeffer würzen. Mit etwas Sesamöl verfeinern.

Zubereitungszeit: 20 Minuten

Zutaten für 1 Portion
5 Frühlingszwiebeln
½ kleine Stange Porree
1 gekochte Pellkartoffel
½ Kästchen Kresse
150 ml Gemüsebrühe
Kräutersalz
Muskatnuss, frisch gerieben
Schwarzer Pfeffer aus der Mühle
1 TL Sesamöl

CHINAKOHL-KRÄUTER-SÜPPCHEN

Zubereitung

1. Den Chinakohl in sehr feine Streifen schneiden. Die Zwiebel fein würfeln.
2. Das Öl in einem Topf erhitzen und die Zwiebelwürfel darin glasig dünsten. Chinakohl und Estragon zugeben, kurz anschmoren und mit der Gemüsebrühe ablöschen. Alles etwa 7 Minuten zugedeckt köcheln lassen.
3. Mit Kräutersalz und Pfeffer würzen.

Zubereitungszeit: 20 Minuten

Zutaten für 1 Portion
¼ kleiner Bio-Chinakohl
1 kleine Zwiebel
2 EL Olivenöl
½ TL Estragon, gerebelt
250 ml Gemüsebrühe
Kräutersalz
Schwarzer Pfeffer aus der Mühle

ANANAS-KICHERERBSEN-SUPPE

Zubereitung

1. Die Kichererbsen mit kaltem Wasser bedecken und über Nacht einweichen. Am nächsten Tag das Einweichwasser abgießen, die Kichererbsen
abspülen und abtropfen lassen.

2. Zwiebel und Knoblauch abziehen und fein würfeln. Das Öl erhitzen und
Zwiebel und Knoblauch darin mit Currypulver und Cumin anschwitzen.
Die Kichererbsen und das Lorbeerblatt dazugeben. Mit der Brühe ablöschen und zugedeckt bei mittlerer Hitze mindestens 45 Minuten köcheln
lassen.

3. Den Ananassaft angießen und die Suppe mit Kräutersalz kräftig würzen.
Die Ananasscheibe schälen, in kleine Stücke schneiden und zum Schluss
in die Suppe geben.

Zubereitungszeit: 50 Minuten | Einweichzeit: über Nacht

Zutaten für 1 Portion

100 g Kichererbsen
1 kleine Zwiebel
1 kleine Knoblauchzehe
2 EL Öl
¼ TL Currypulver, mild
¼ TL Cumin (Kreuzkümmel)
1 Lorbeerblatt
200 ml Gemüsebrühe
50 ml Ananassaft
Kräutersalz
1 dicke Scheibe Ananas

BOHNENSUPPE MIT APFEL

Zubereitung

1. Die Stangenbohnen waschen, putzen und schräg in 0,5 Zentimeter breite Stücke schneiden. Die Zwiebel abziehen, den Apfel schälen und beides fein würfeln.
2. Das Öl erhitzen und die Zwiebelwürfel glasig dünsten. Apfel- und Bohnenstücke zugeben, kurz anschmoren und mit Essig ablöschen.
3. Apfelsaft und Gemüsebrühe zugeben, mit Kräutersalz und Pfeffer kräftig würzen. Zugedeckt bei mittlerer Hitze etwa 10 Minuten köcheln lassen. Die Bohnensuppe mit Thymian garnieren.

Zubereitungszeit: 25 Minuten

Zutaten für 1 Portion

1 Handvoll Stangenbohnen (80 g)
1 kleine Zwiebel
1 süßer Apfel
2 EL Olivenöl
2 EL Weinessig
100 ml Apfelsaft
100 ml Gemüsebrühe
Kräutersalz
Schwarzer Pfeffer aus der Mühle
¼ TL Thymian, gerebelt

QUINOA- SUPPE

Zubereitung

1. Quinoa 15 Minuten in der Gemüsebrühe kochen. Die klein geschnittene Zwiebel dazugeben.
2. Zucchini in feine Stifte schneiden oder raspeln, ebenfalls hinzufügen und etwa 10 Minuten mitkochen lassen.
3. Die Suppe glatt pürieren und mit den Gewürzen abschmecken.

Zubereitungszeit: 30 Minuten

Zutaten für 1 Portion

½ Tasse Quinoa (40 g)
1 kleine Zucchini (150 g)
½ Zwiebel, klein geschnitten
250 ml Gemüsebrühe
Pfeffer
Muskat, frisch gerieben

BASISSUPPE MIT VARIANTEN

Zubereitung

1. Kartoffeln schälen, waschen und in Würfel schneiden.
2. Zucchini putzen, waschen und ebenfalls klein schneiden. Beides plus das Kräutersalz in die heiße Gemüsebrühe geben und zugedeckt bei mittlerer Hitze etwa 15 Minuten köcheln lassen.

Zubereitungszeit: 25 Minuten

> **Zutaten für 1 Portion**
> 4 mittlere Kartoffeln
> 1 große Zucchini
> 500 ml Gemüsebrühe, heiß
> ½ TL Kräutersalz

💡 **Variante 1:** 1 EL diverse gewaschene und zerkleinerte Kräuter (Petersilie, Schnittlauch, Kresse, Dill usw.) zugeben, alles pürieren und servieren.

💡 **Variante 2:** 4 EL TK-Erbsen kurz heiß abbrausen und während der letzten 5 Minuten Garzeit mitköcheln lassen. Alles im Standmixer (oder mit einem Mixstab) pürieren und die Suppe auftragen.

💡 **Variante 3:** Die Basissuppe sowie die Varianten 1 und 2 mit 1 EL Sojasahne verfeinern und servieren.

💡 **Variante 4:** 1 kleine Zwiebel und 1 Knoblauchzehe abziehen und in 1 EL Olivenöl andünsten. Dann die Kartoffel- und Zucchiniwürfel zugeben und kurz mit anschmoren. Alles plus das Kräutersalz in die heiße Gemüsebrühe geben und zugedeckt bei mittlerer Hitze etwa 15 Minuten köcheln lassen, pürieren und genießen.

💡 **Variante 5:** Zusammen mit dem anderen Gemüse 2 EL rote Linsen in die heiße Brühe geben und mitkochen. Dann die Suppe pürieren und auf den Tisch bringen.

💡 **Variante 6:** Die Basissuppe pürieren und nach Geschmack mit 3–5 Tropfen Trüffelöl verfeinern.

Die Aufbautage zählen noch zum Fasten. Sie sorgen für einen behutsamen Übergang zu fester Kost, vor allem falls Sie vorher – wie beim Saftfasten – nur flüssige Nahrung zu sich genommen haben sollten. Zu Beginn des Fastenbrechens empfiehlt es sich, mittags einen reifen zimmerwarmen Apfel langsam und bewusst zu essen. Abends können Sie dann eine Portion Pellkartoffeln mit gedünstetem Gemüse und einem schmackhaften Dip genießen. Für den nächsten Morgen empfehlen wir die sämige Mandelmilch oder eines der vorgestellten Müslis und mittags einen Gemüseteller. Diese Rezepte sind auch für die Intervalltage ideal.

MANDELMILCH

Zubereitung

1. Die Bananen schälen und in grobe Stücke schneiden.
2. Die Bananenstücke, das Mandelmus und 250 ml Wasser in einen Mixer geben und alles zu einer glatten, sämigen Flüssigkeit pürieren.

Zubereitungszeit: 5 Minuten

Zutaten für 1 Portion
1–2 Bananen
1–2 EL Mandelmus

FITMACHER-SCHOKOMÜSLI

Zubereitung

1. Die Haselnüsse hacken. Eine Pfanne ohne Fett erhitzen und die Haferflocken darin unter ständigem Rühren leicht anrösten. Die Haselnüsse und das Carob- oder Kakaopulver untermischen. Die Pfanne von der Kochstelle ziehen und abkühlen lassen.
2. Banane und Kiwi schälen, in kleine Stücke schneiden. Birne und Pfirsich waschen und das Fruchtfleisch in mundgerechte Stücke schneiden. Die Weintrauben waschen und alle Obstarten miteinander vermischen. Die Zitrone auspressen und den Saft über den Obstsalat träufeln.
3. Den Obstsalat mit der gerösteten Haferflocken-Haselnuss-Mischung bestreuen. Nach Belieben etwas Leinöl und Sonnenblumenkerne untermischen.
4. Die Orange auspressen und das Müsli mit dem Saft verfeinern.

Zubereitungszeit: 10 Minuten

Zutaten für 1 Portion
1 EL Haselnusskerne
4 EL Haferflocken
1 TL Carob- oder Kakaopulver
1 Banane
1 Kiwi
1 Birne
1 Pfirsich
1 Handvoll Weintrauben
1 Zitrone
1 EL Leinöl
Sonnenblumenkerne
1 Orange

FLOCKENMÜSLI

Zubereitung

1. Hafer- und Hirseflocken mit Rosinen und der Mandelmilch verrühren.
2. Das Kerngehäuse des Apfels entfernen und das Apfelfruchtfleisch mit der Schale ins Müsli reiben. Die Banane schälen, in kleine Stücke schneiden und zum Müsli geben.
3. Das Müsli mit Honig süßen und nach Belieben mit Zimtpulver, Vanillepulver und Zitronensaft abschmecken.

Zubereitungszeit: 10 Minuten

Zutaten für 1 Portion
2 EL Vollkornhaferflocken
2 EL Hirseflocken
1 TL Rosinen
75 ml Mandelmilch (Rezept S. 182)
½ Apfel
½ Banane
2 TL Honig
Ceylon-Zimtpulver
Vanillepulver
Zitronensaft

MEDITERRANER GEMÜSETELLER

Zubereitung

1. Zwiebel und Knoblauch abziehen und fein würfeln. Aubergine und Zucchini waschen, putzen und in mundgerechte Stücke zerteilen. Tomaten waschen, vom Stielansatz befreien, entkernen und das Fruchtfleisch würfeln. Paprikaschote waschen, halbieren, Stielansatz, Trennwände sowie Kerne entfernen und das Fruchtfleisch in schmale Streifen schneiden. Die Oliven in Scheiben schneiden.

2. Olivenöl erhitzen, Zwiebel und Knoblauch darin andünsten. Auberginen, Zucchini, Tomaten und Oliven sowie Rosmarin und Thymian zugeben und kurz mitanschwitzen.

3. Das Gemüse mit der Gemüsebrühe ablöschen und zugedeckt bei mittlerer Hitze etwa 8 Minuten dünsten. Pesto zugeben und unterrühren. Mit Salz und Pfeffer würzen.

4. Basilikum waschen, trocken schütteln und in Streifen schneiden. Das Gemüse dekorativ auf einem Teller anrichten und mit den Basilikumstreifen garnieren.

Zubereitungszeit: 25 Minuten

Zutaten für 1 Portion

1 Zwiebel
1 Knoblauchzehe
1 kleine Aubergine
1 mittelgroße Zucchini
2 Tomaten
1 Paprikaschote
8 grüne Oliven, entsteint
2 EL Olivenöl
1 TL Rosmarin
1 TL Thymian
75 ml Gemüsebrühe
1 EL Pesto rosso
Kräutersalz
Schwarzer Pfeffer aus der Mühle
Ein paar Stiele frisches Basilikum

REZEPTE NACH DER 70/30-REGEL

Die Regel für den Alltag und die Intervalltage lautet „70 zu 30". Übersetzt heißt das: Idealerweise sollten pflanzliche, basische und neutrale Bestandteile 70 Prozent unserer Alltagskost ausmachen. Die restlichen 30 Prozent können dann säurebildend sein. Sie dürfen also tierisches Eiweiß enthalten wie Fleisch, Fisch, Ei und Milchprodukte, müssen es aber nicht. So halten Sie die Balance in Ihrer Ernährung. Sie begreifen, wie eine gesunde Ernährung langfristig aussieht. Sie verstehen, wie Sie säurebildende mit basenbildenden Lebensmitteln neutralisieren können. **Diese Rezepte sind übrigens ideal für das Fasten mit den Strukturen 16:8, 14:10 und 12:12.**

Sie können auch zu 100 Prozent basisch essen. Dann lassen Sie das tierische Eiweiß in den Rezepten einfach weg. Die 70/30-Regel entspricht der Körperphysiologie. Der Körper besteht zu rund 70 Prozent aus basischen Säften und zu etwa 30 Prozent aus sauren Säften.

Im Prinzip darf man während der Essensphase an Intervalltagen verzehren, was man möchte. Doch wenn man sich an dieser leicht einzuhaltenden Regel orientiert, profitiert man noch mehr von seinen Fastentagen, denn bei 70/30 wird der Stoffwechsel weiter entsäuert, Schlacken werden ausgeschieden.

Was bedeutet das für meine Ernährung? Zum Beispiel Müsli mit viel Getreide, frischen Früchten und wenig Milchprodukten (also möglichst wenig/keine Sahne oder Joghurt oder Milch). Auf einer großen Gemüsepfanne darf eine Portion Fleisch oder Fisch liegen. Einen Salat können Sie mit Schafskäse, Garnelen oder Ähnlichem anreichern. Ein Sandwich wird mit Gemüse und Salat pflanzlich aufgepeppt und nicht nur mit dicken Schinkenscheiben belegt. Wenn man die 70/30-Regel ein wenig verinnerlicht hat, weiß man schon, was zu dem jeweiligen Essen passt. Als Faustformel für jede Mahlzeit gilt: 2 Volumenanteile basisch, 1 Volumenanteil säurebildend.

DINKEL-SAHNE-PORRIDGE

Zubereitung

1. Datteln entsteinen, klein schneiden. Mit Kokosflocken, Mandeln, Dinkelflocken, Sojasahne und ⅛ l Wasser in einen Topf geben und 2-3 Minuten köcheln lassen. Vom Herd nehmen, 10 Minuten nachquellen lassen.
2. Porridge mit Vanille verfeinern. Banane und Apfel in Stücke schneiden, Physalis auslösen. Früchte auf dem Porridge anrichten.

Zubereitungszeit: 15 Minuten

Zutaten für 1 Portion
2 Datteln
1 TL Kokosflocken
1 TL Mandeln, gehackt
2-3 EL Dinkelflocken
100 g Soja- oder Hafersahne
1 Prise gemahlene Vanille
½ Banane
½ Apfel
4 Physalis

OATMEAL MIT HEIDELBEEREN

Zubereitung

1. Haferflocken mit 150 ml Wasser zum Kochen bringen. Einige Minuten köcheln lassen, bis die gewünschte Konsistenz erreicht ist. Mandelmus unterrühren. Haferbrei kurz nachquellen lassen.
2. In eine Schüssel füllen, Butterflöckchen daraufsetzen und schmelzen lassen. Mit Salz und Zimt würzen. Dattel und Banane klein schneiden und daraufgeben. Heidelbeeren auf dem Oatmeal anrichten.

Zubereitungszeit: 15 Minuten

Zutaten für 1 Portion
3 EL Haferflocken
2 TL Mandelmus
1 TL Butter
1 Prise Salz
½ TL Zimt
1 Dattel
½ Banane
2 EL Heidelbeeren

GEFÜLLTE CHAMPIGNONS MIT PAPRIKA

Zubereitung

1. Die Champignons abreiben, putzen und die Stiele herausdrehen, Stiele anschließend klein hacken. Die Zwiebel in kleine Würfel schneiden, Paprika putzen, waschen und ebenfalls klein würfeln.

2. Das Öl in einer Pfanne erhitzen und die Zwiebelwürfel darin glasig werden lassen. Dann die Paprikawürfel, die gehackten Champignonstiele sowie die Gewürze hinzugeben und alles bei mittlerer Hitze anbraten. Die Pilzfüllung mit dem Zitronensaft und dem Kräutersalz abschmecken. Sojasahne einrühren.

3. Champignonköpfe mit etwas Kräutersalz bestreuen. Anschließend die Füllung hineingeben und die Pilze mit der offenen Seite nach oben auf ein Blech oder in eine Auflaufform setzen und im vorgeheizten Ofen bei 200 °C (Umluft ca. 180 °C) etwa 10 Minuten backen.

Tipp: Vor dem Servieren auf jeden Pilz einige Tropfen Sesamöl träufeln.

Zubereitungszeit: 30 Minuten

Zutaten für 1 Portion

4-5 große Champignons
1 EL Olivenöl
½ Zwiebel
½ Bund Petersilie, fein gehackt
½ rote Paprikaschote
1 TL mediterrane Kräutermischung
1 TL Zitronensaft
Kräutersalz
1 TL Sojasahne
Sesamöl nach Belieben

THUNFISCH-SANDWICH MIT RUCOLA

Zubereitung

1. Crème fraîche in einem Schälchen mit dem zerzupften Thunfisch und dem Schnittlauch verrühren.
2. Bio-Zitrone heiß abwaschen, abtrocknen, etwa 1 TL Schale mit einer feinen Raspel abreiben. Zitrone durchschneiden, eine Hälfte auspressen. Schalenabrieb und Saft zur Crème fraîche geben, die Masse mit Salz und Pfeffer kräftig würzen und gut verrühren.
3. Vollkorntoast goldbraun toasten. Eine Scheibe dick mit Thunfischcreme bestreichen, die andere Scheibe mit Pesto und Rucola anrichten (dabei etwas für die Garnitur zurückbehalten). Beide Scheiben zusammenklappen und diagonal durchschneiden. Mit dem restlichen Rucola garnieren.

Zubereitungszeit: 10 Minuten

Zutaten für 1 Portion

2 EL Crème fraîche
60 g Thunfisch im eigenen Saft
2 EL Schnittlauchröllchen (frisch oder TK)
1 Bio-Zitrone
Salz
Schwarzer Pfeffer aus der Mühle
2 große Scheiben Vollkorntoast
1 TL fertiges Pesto (Glas)
1 Handvoll Rucola

RATATOUILLE MIT SCHAFSKÄSE

Zubereitung

1. Gemüse putzen und in kleine Stücke schneiden.
2. Olivenöl in einer großen Pfanne erhitzen, das Gemüse zugeben und unter Rühren 3–4 Minuten anschwitzen.
3. Tomaten in Scheiben schneiden, zugeben, den Schafskäse in kleine Würfel schneiden und darauf verteilen. Kräuter darüberstreuen.
4. Mit geschlossenem Deckel auf kleiner Flamme 10–15 Minuten schmoren lassen.
5. Sparsam mit Salz, kräftig mit Pfeffer würzen. Oliven zugeben.

Zubereitungszeit: 25 Minuten

Zutaten für 1 Portion
250–300 g buntes Gemüse
(etwa Zwiebel, Zucchini, Champignons,
Paprika, Fenchel, Aubergine)
1 EL Olivenöl
2 mittelgroße Tomaten
75 g Schafskäse
½ TL mediterrane Kräutermischung, getrocknet
Salz
Schwarzer Pfeffer aus der Mühle
50 g griechische Kalamata-Oliven, entsteint

SPAGHETTI MIT GEMÜSE UND RINDFLEISCHSTREIFEN

Zubereitung

1. Nudeln in Salzwasser nach Packungsangabe bissfest garen.
2. Inzwischen Zucchini und Frühlingszwiebel waschen, putzen und würfeln. Knoblauch abziehen, fein würfeln. Rinderfilet in feine Streifen schneiden.
3. Öl in einer beschichteten Pfanne erhitzen, Rindfleisch rundherum kurz anbraten. Zwiebel und Knoblauch zugeben, anschwitzen. Gemüsewürfel hinzufügen und kurz mitbraten. Mit der Brühe ablöschen und zugedeckt etwa 5 Minuten dünsten.
4. Tomaten in kochendes Wasser tauchen, häuten und würfeln. Zum Gemüse geben und 3 Minuten mitdünsten. Mit Salz, Pfeffer und Oregano würzen.
5. Spaghetti abgießen und auf einem Teller anrichten. Zucchini-Auberginen-Gemüse und Rindfleischstreifen daraufgeben und mit den Basilikumblättchen garnieren.

Zubereitungszeit: 30 Minuten

Zutaten für 1 Portion

100 g Vollkornspaghetti
1 kleine Zucchini
1 Frühlingszwiebel
1 Knoblauchzehe
100 g Rinderfilet in Bio-Qualität
1 EL Olivenöl
100 ml Gemüsebrühe
1 Tomate
Kräutersalz, Pfeffer
½ TL Oregano, getrocknet
Einige Basilikumblättchen

FISCHFILET AUF FENCHELGEMÜSE MIT ORANGENSAUCE

Zubereitung

1. Den Fenchel putzen, waschen und in breite Streifen schneiden. Das Olivenöl in einem flachen Topf erhitzen, den Fenchel hineingeben, kurz anbraten.
2. Fischfilet abspülen, trocken tupfen, mit Salz und schwarzem Pfeffer würzen. Filet auf den Fenchel legen, Deckel aufsetzen und im geschlossenen Topf 5–8 Minuten gar dünsten.
3. Inzwischen die Schale von der Hälfte der Orange und der halben Zitrone dünn abreiben. Nun die ganze Orange schälen, das Fruchtfleisch zerkleinern und die Kerne entfernen. Die Zitrone auspressen.
4. Zitrusschalenabrieb, Orangenfruchtfleisch, Zitronensaft und die übrigen Zutaten mit dem Stabmixer zu einer Sauce pürieren.
5. Den Rotbarsch oder Seelachs mit dem Fenchelgemüse auf einem vorgewärmten Teller anrichten und mit der Orangensauce überziehen.

Zubereitungszeit: 25 Minuten

Zutaten für 1 Portion
1 kleine Fenchelknolle
1 EL Olivenöl
100 g Rotbarsch- oder Seelachsfilet
Salz, schwarzer Pfeffer
1 unbehandelte Orange
½ unbehandelte Zitrone
½ TL Ingwerpulver
1 EL Rosinen
1 Prise Ceylon-Zimt

SELLERIE-REIS-PUFFER MIT AVOCADO-KRÄUTER-DIP

Zubereitung

1. Basmatireis nach Packungsanleitung in der Gemüsebrühe garen und abkühlen lassen.
2. Inzwischen die Sellerieknolle schälen und durch eine mittelfeine Küchenreibe raffeln.
3. Für den Dip das Avocado-Fruchtfleisch aus der Schale löffeln, in eine Schüssel geben und mit einer Gabel zerdrücken. Mayonnaise, Zitronensaft und saure Sahne hinzufügen, alles gut verrühren. Mit Salz und Pfeffer würzen. 1 EL Kräuter zum Dip geben, unterziehen, den Rest zum Garnieren beiseitestellen.

Zutaten für 1 Portion

Für den Puffer

80 g Basmatireis
1 TL Gemüsebrühe, aufgegossen
½ Sellerieknolle (150 g)
1 Bio-Ei
Meersalz
Schwarzer Pfeffer aus der Mühle
1 EL Olivenöl

Für den Dip

½ reife Avocado
1 EL Mayonnaise
1 TL Zitronensaft
1 TL saure Sahne
Meersalz
Schwarzer Pfeffer aus der Mühle
2 EL gemischte Kräuter (frisch oder TK)

4. Abgekühlten Reis mit dem Sellerie in eine Schüssel geben und mischen. Ei zugeben und verrühren. Kräftig mit Salz und Pfeffer würzen. Das Öl in einer beschichteten Pfanne erhitzen. Mit einem Esslöffel kleine Küchlein portionieren, in die Pfanne setzen und glatt streichen. Bei mittlerer Temperatur goldgelb braten.
5. Restliche Kräuter zum Garnieren verwenden. Puffer mit dem Dip servieren und genießen.

Zubereitungszeit: 30 Minuten

GEDÜNSTETES PFANNENGEMÜSE MIT HÄHNCHENBRUSTFILET

Zubereitung

1. Zwiebel, Paprika und Zucchini waschen, putzen und in kleine Streifen schneiden.
2. Hähnchenbrustfilet abspülen, trocken tupfen und in kleine Würfel schneiden.
3. Gemüse in einer beschichteten Pfanne in dem Olivenöl andünsten, herausnehmen.
4. Hähnchenbrust hineingeben und im Bratfond rundherum kurz anbraten.
5. Gemüse wieder hinzufügen, etwas Wasser angießen. Alles mit Salz und Pfeffer würzen und bei geschlossenem Deckel etwa 5 Minuten dünsten lassen.
6. Die Tomate klein schneiden, zugeben und weitere 5 Minuten mitdünsten. Anschließend alles mit den gehackten Kräutern bestreuen und servieren.

Zubereitungszeit: 30 Minuten

Zutaten für 1 Portion
1 kleine Zwiebel
1 kleine Paprika
1 kleine Zucchini
100 g Hähnchenbrustfilet in Bio-Qualität
1 EL Olivenöl
2–3 EL Wasser
1 mittelgroße Tomate
Salz
Schwarzer Pfeffer aus der Mühle
2 EL gemischte Kräuter, gehackt (frisch oder TK)

BELUGA-LINSEN-EINTOPF MIT WIENER WÜRSTCHEN

Zubereitung

1. Haferflocken im Suppentopf trocken anrösten.
2. Mit dem Wasser ablöschen. Lorbeerblatt, Liebstöckel, Ingwer und Beluga-Linsen hinzufügen, zum Kochen bringen. Das geputzte, klein geschnittene Gemüse zugeben und alles etwa 20 Minuten köcheln lassen.
3. Mit Shoyu oder Meersalz würzen, das Würstchen auf das Gemüse legen und 2–3 Minuten ziehen lassen.
4. Inzwischen für das Topping die Mandeln grob hacken und mit den Pinienkernen unter ständigem Rühren in einer Pfanne ohne Fett rösten, bis sie zu duften beginnen. Die klein gehackte Petersilie zu der Mischung geben und zu dem Eintopf servieren.
5. Wer mag, kann den Eintopf mit etwas Balsamico-Essig abrunden.

Zubereitungszeit: 40 Minuten

Zutaten für 1 Portion

20 g kernige Haferflocken
500 ml Wasser
1 Lorbeerblatt
1 TL getrockneter Liebstöckel
1–2 Scheiben frischer Ingwer
50 g Beluga-Linsen
200 g Gemüse der Saison
Shoyu (japanische Sojasauce) oder Meersalz
1 kleines Wiener Würstchen in Bio-Qualität
1 TL Mandeln und Pinienkerne
2 EL frische Petersilie, gehackt
Balsamico-Essig

DINKEL-SPINAT-SALAT MIT BLAUSCHIMMELKÄSE

Zubereitung

1. Das Getreide über Nacht einweichen. Im Einweichwasser mit einer Prise Salz etwa 20 Minuten garen. Vom Herd nehmen, abkühlen lassen.
2. Inzwischen Fenchel und Paprika abspülen, putzen und in feine Streifen schneiden. Den Spinat waschen, trocken schleudern und die Blätter in mundgerechte Stücke zerzupfen.
3. Die Salatzutaten in einer großen Schüssel sorgfältig mischen.
4. Für das Dressing alle Zutaten sorgfältig verrühren und über den Salat geben.
5. Käse in kleine Würfel schneiden, darauf verteilen.

Zubereitungszeit: etwa 25 Minuten | Einweichzeit über Nacht

Zutaten für 1 Portion

50 g Dinkelkörner
Salz
½ Fenchelknolle
1 kleine Paprika (rot oder gelb)
100 g jungen Blattspinat

Für das Dressing
1 EL Apfelessig
Schwarzer Pfeffer aus der Mühle
½ Knoblauchzehe, durchgepresst
1 TL Senf
2 EL Olivenöl
60 g Blauschimmelkäse

GRÜNER KICHERERBSEN-SALAT MIT HALLOUMI

Zubereitung

1. Paprika vierteln, Trennwände entfernen, entkernen, schälen und würfeln. Gurke waschen, abtrocknen und würfeln. Römersalat waschen, putzen, in Streifen schneiden, Frühlingszwiebel in Ringe schneiden.
2. Apfel waschen, halbieren, entkernen und in Spalten schneiden.
3. Halloumi in etwa 1 cm dicke Scheiben schneiden und im Olivenöl in einer beschichteten Pfanne von beiden Seiten anbraten.
4. Kichererbsen in ein Sieb abgießen, abspülen und mit den Salatzutaten mischen.
5. Für das Dressing Joghurt, Zitronensaft, Olivenöl und etwas Wasser glatt rühren, mit Salz und Pfeffer abschmecken. Das Dressing mit dem Salat vermischen. Den Grillkäse darauf anrichten.

Zubereitungszeit: 35 Minuten

Zutaten für 1 Portion
1 kleine grüne Paprikaschote
1 Mini-Gurke
1 Mini-Römersalat
1 Frühlingszwiebel
1 kleiner Apfel
80 g Halloumi
2 TL Olivenöl
80 g Kichererbsen, fertig gegart

Zutaten für das Dressing
2 EL Naturjoghurt
2 TL Zitronensaft, frisch gepresst
1 EL Olivenöl
Etwas Wasser
Salz
Schwarzer Pfeffer aus der Mühle

BUCHWEIZENRISOTTO MIT BROKKOLI UND MANDELSAUCE (VEGAN)

Zubereitung

1. Buchweizen in ein Sieb füllen, mit heißem Wasser gründlich abspülen und abtropfen lassen.
2. Zwiebel schälen, fein würfeln, 1 TL Olivenöl in einen Topf mit großem Durchmesser und möglichst dickem Boden geben und die Zwiebel darin bei mittlerer Hitze glasig dünsten. Buchweizen hinzufügen und einige Minuten mitdünsten.
3. 100 ml Gemüsebrühe angießen und alles etwa 20–25 Minuten im offenen Topf und auf kleiner Flamme unter häufigem Rühren köcheln lassen, sodass die Flüssigkeit einreduziert wird, eventuell muss weitere Gemüsebrühe zugegeben werden.
4. In der Zwischenzeit den Backofen auf 175 °C vorheizen.
5. Den zweiten TL Olivenöl mit Kreuzkümmel und Rosenpaprika sowie der Prise Zimt gut vermischen. Brokkoli putzen, in kleine Röschen teilen und in dem Gewürzöl schwenken, sodass alle Röschen rundum gut benetzt sind.
6. Die Brokkoli-Röschen in einer gefetteten Auflaufform 20–25 Minuten bis zur gewünschten Konsistenz im Backofen garen.
7. Für die Sauce die Zwiebel und den Knoblauch schälen, fein hacken und in 1 TL Olivenöl bei mittlerer Hitze glasig dünsten. Currypulver und edelsüßes Paprikapulver dazugeben und einige Minuten mitdünsten.
8. Das Mandelmus mit 25 ml heißer Gemüsebrühe gut verrühren, zu den Zwiebeln geben und ganz kurz auf kleiner Flamme köcheln lassen. Mandelcuisine (oder Soja- bzw. Hafersahne) angießen und die Sauce einmal kurz aufwallen lassen. Mit Pfeffer abschmecken. Buchweizen mit Brokkoli und der Sauce auf einem Teller anrichten. Die Kräuter waschen, trocken tupfen, fein hacken und vor dem Servieren über die Sauce streuen.

Zubereitungszeit: 55 Minuten

Zutaten für 1 Portion

50 g Buchweizen
1 kleine Zwiebel
2 TL Olivenöl
100–150 ml Gemüsebrühe
2 Prisen Kreuzkümmel
½ TL Rosenpaprika
1 Prise Ceylon-Zimt
250 g Brokkoli

Für die Sauce

1 TL Olivenöl
1 kleines Stück Zwiebel
½ Knoblauchzehe
½ TL Currypulver, mild
½ TL Paprika, edelsüß
25 g Mandelmus
25 ml heiße Gemüsebrühe
25 ml Mandelcuisine oder Soja- oder Hafersahne
Schwarzer Pfeffer aus der Mühle
Einige Stängel Koriandergrün oder Petersilie

GARNELEN AUF QUINOA-TABOULEH

Zubereitung

1. Quinoa in ein Sieb füllen und mit kaltem Wasser abbrausen. Gemüsebrühe aufkochen lassen, Quinoa einstreuen und bei mittlerer Hitze mit halb aufgelegtem Deckel 10 Minuten garen.
2. In der Zwischenzeit die Petersilie abbrausen, trocken schleudern, hacken. Tomate in kleine Würfel, Frühlingszwiebel in Ringe schneiden. Zucchini waschen, abtrocknen, putzen und würfeln.
3. Fertigen Quinoa in eine Schüssel geben, mit einer Gabel auflockern, etwas abkühlen lassen. Übrige Zutaten unterheben und das Tabouleh mit Salz, Pfeffer und Kreuzkümmel abschmecken. Garnelen darauf verteilen.

Zubereitungszeit: 25 Minuten

Zutaten für 1 Portion
40 g Quinoa
200 ml Gemüsebrühe
½ Bund glatte Petersilie
1 große Tomate
1 Frühlingszwiebel
1 kleine Zucchini
1 Spritzer Zitronensaft
2 EL Olivenöl
1 EL Apfelessig
Salz
Schwarzer Pfeffer aus der Mühle
Kreuzkümmel
3–5 große verzehrfertige Garnelen in Öl

ROTE-BETE-TABOULEH (VEGAN)

Zubereitung

1. Rote Bete schälen und in etwa 0,5 cm dünne Stifte oder Scheiben schneiden. In einem Topf 150 ml Wasser aufkochen, mit Salz und Pfiffikus kräftig abschmecken und die Rote-Bete-Stifte 10 Minuten bei aufgelegtem Deckel garen.
2. Die Gurke schälen, längs aufschneiden, die Kerne mit einem Teelöffel herauskratzen und das Fruchtfleisch in 0,5 cm dicke Scheiben schneiden. Zur Roten Bete geben und alles weitere 5 Minuten garen.
3. Von der Zitrone die Schale abreiben und den Saft auspressen. Den Bulgur in eine Schüssel füllen, die Zitronenschale und die Hälfte des Zitronensafts darübergeben.
4. Das Gemüse mit einem Schaumlöffel aus dem Sud heben, in eine zweite Schüssel umfüllen und mit der zweiten Hälfte des Zitronensafts mischen. Abkühlen lassen. Den Sud aufkochen und über den Zitronenbulgur gießen. 20 Minuten quellen lassen.
5. Frühlingszwiebeln putzen und in dünne Scheiben schneiden.
6. Koriander mit den Stielen grob hacken, Chilischote fein hacken. Gemüse, Bulgur, Koriander, Chili und Frühlingszwiebeln gut vermischen. Mit Olivenöl, Salz, Pfeffer, Balsamico-Essig und einer Prise Zucker abschmecken.

Zubereitungszeit: 45 Minuten

Zutaten für 1 Portion
100 g frische Rote Bete
Salz
Pfiffikus (Bio-Streuwürze)
½ Salatgurke
50 g Bulgur
1 Bio-Zitrone
3 Frühlingszwiebeln
½ Bund Koriander
1 grüne Chilischote
1 EL Olivenöl
1–2 EL Balsamicoessig
Schwarzer Pfeffer aus der Mühle
1 Prise Zucker

ANHANG

Ralf-Moll-Fastenseminare
In eigenen Fastenwanderzentren
bietet Ralf Moll einzigartig Suppen-,
Früchte- und Saftfasten als typge-
rechte Fastenwanderseminare an,
ganzjährig, im Schwarzwald, in der
Toskana und auf der Kanareninsel
La Palma.
Birkhaldenstr. 29
D-72172 Sulz am Neckar
Tel. 07454 927 90
Fax 07454 927 91
E-Mail: info@typfasten.de
www.typfasten.de
www.fastenwandern-moll.de
www.Ralf-Moll-Erlebnisvortraege.de

Vitalife-Versand, der Fasten-Shop
Fastenpaket für Einsteiger
Chlorella-Alge, Irrigator,
grüne Tonerde, Zungenreiniger etc.
Birkhaldenstr. 29
D-72172 Sulz am Neckar
Infoline: 07454 927 90
Bestellfax: 07454 927 91
www.fasten-shop.de

Ralf-Moll-Fastensuppen im Glas
www.fastensuppen.de

Kanne Brottrunk GmbH & Co. KG
Bahnhofstr. 68
59379 Selm-Bork
www.kanne-brottrunk.de

Labor L+S AG, Enterosan
Mikroökologische
Stuhluntersuchungen
Mangelsfeld 4
77708 Bad Bocklet
www.enterosan.de

Bücher zum Weiterlesen
Ralf Moll: *Individuell Entsäuern,*
Südwest, München

Ralf Moll/Gisela Held: *Schlank statt
sauer,* Südwest, München

Ralf Moll:
Suppenfasten, Trias, Stuttgart

Ralf Moll/Gisela Held:
Fasten für Berufstätige, Südwest,
München

ÜBER DEN AUTOR

Ralf Moll ist Diplom-Oecotrophologe und arbeitete nach seinem Studium von 1992 bis 1996 in einer Fasten- und Ernährungsklinik in Villingen. Seit 1996 führt er in seinem Fastenwanderzentrum im Schwarzwald, in der Toskana und auf der Kanareninsel La Palma Seminare für typgerechtes Fasten durch. Er ist Begründer des Typ-Fastens, bei dem je nach Naturell mit Säften, Früchten oder Suppen gefastet werden kann. Ralf Moll hat auch das typgerechte Intervallfasten mit den Typen-Einteilungen Reh, Tiger und Bär entwickelt. Das Herzstück sind die Ralf-Moll-Fastensuppen im Glas, sie ermöglichen es allen Menschen, bequem zu Hause zu fasten.

Ralf Moll ist 15-facher Buchautor sowie Mitglied der Ärztegesellschaft Heilfasten und Ernährung e. V.

Bei der Erstellung dieses Buches unterstützte ihn die erfahrene Foodjournalistin und Autorin Dörte Wilke durch ihre redaktionelle Mitarbeit.

DANKSAGUNG

Viele langjährige Freunde und Mitarbeiter haben durch ihr Engagement zum Gelingen dieses einzigartigen Fastenbuchs beigetragen.

Mein Dank gilt an erster Stelle meiner Frau Eva, für ihre Ideen und die Motivation bei allen Projekten in den letzten 25 Jahren.

Frau Gisela Held, Ernährungsberaterin aus Filderstadt und Fastenleiterin bei den Ralf-Moll-Fastenseminaren, danke ich ebenfalls, sie hat intensiv an diesem Buch mitgearbeitet und neben einigen Dips die köstlichen Sorbets und Eisvariationen für den Rezeptteil entwickelt.

Weiterhin danke ich allen Mitarbeitern des Fastenwanderzentrums Birkhalde für die gute Zusammenarbeit in den letzten Jahren und meinen Eltern und meiner Schwester für ihre hervorragende Unterstützung.

Mein besonderer Dank gilt meinen Freunden Ulrike und Harald Leibing für die zahlreichen Diskussionen und Anregungen, außerdem probieren sie alle Ernährungstipps selber aus und geben uns immer ein tolles Feedback.

REGISTER

Sachregister

Fett gesetzte Seitenzahlen verweisen auf Hauptnennungen.

Rezeptverzeichnis

Rezepte alphabetisch

IMPRESSUM

1. Auflage 2019
© 2019 by Südwest Verlag, einem Unternehmen der
Verlagsgruppe Random House GmbH, Neumarkter Straße 28, 81673 München

HINWEISE

BILDNACHWEIS

Illustrationen: PeterSnow/istockphoto

PROJEKTLEITUNG: Hannes Frisch
REDAKTION: Claudia Fritzsche
COVERGESTALTUNG: Veruschkamia, München
LAYOUT, SATZ & DTP: www.layer-cake.de, Jürgen Kiermeier, Glonn
HERSTELLUNG: Ruth Bost
DRUCK UND BINDUNG: Alcione Litotipografia S.r.l., Lavis

Printed in Italy

Verlagsgruppe Random House FSC® C021956

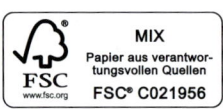

ISBN: 978-3-517-09906-4